DIE DEUTSCHEN CHIRURGENKONGRESSE SEIT DER 50. TAGUNG

DIE DEUTSCHEN CHIRURGENKONGRESSE SEIT DER 50. TAGUNG

AUS DER SICHT IHRER VORSITZENDEN

AUS ANLASS DER 75. TAGUNG
HERAUSGEGEBEN VON

K. H. BAUER
VORSITZENDER
DER DEUTSCHEN GESELLSCHAFT FÜR CHIRURGIE
FÜR DAS JAHR 1957/58

MIT 30 ABBILDUNGEN

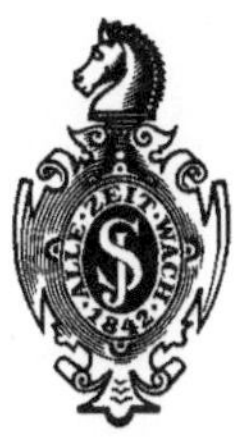

SPRINGER-VERLAG BERLIN HEIDELBERG GMBH 1958

ISBN 978-3-642-49484-0 ISBN 978-3-642-49768-1 (eBook)
DOI 10.1007/978-3-642-49768-1

Ursprünglich erschienen bei Springer-Verlag oHG. Berlin · Göttingen · Heidelberg 1958
Softcover reprint of the hardcover 1st edition 1958

VORWORT

Die *Deutsche Gesellschaft für Chirurgie* darf für sich in Anspruch nehmen, mit ihrer Gründung im Jahre 1872 für Deutschland den Reigen der späterhin zahlreichen fachwissenschaftlichen Gesellschaften eröffnet zu haben.

Die *Geschichte der ersten 25 Jahre* schrieb FRIEDRICH TRENDELENBURG*, ein Mitbegründer und Mitgestalter unserer Gesellschaft. „*50 Jahre Chirurgie*" lautet der Titel eines Festvortrages, den das Ehrenmitglied unserer Gesellschaft NIKOLAI GULEKE** am 23. Juli 1954 auf der Bayerischen Chirurgentagung in München hielt.

Die *Geschichte der letzten 25 Chirurgenkongresse* jetzt schon schreiben zu wollen, wäre verfrüht. Historie verlangt Abstand. Darüber was wirklich Bestand hat, entscheidet immer erst die fernere Zukunft.

Eines aber darf vielleicht heute schon als Beitrag für die spätere Geschichtsschreibung vorweggenommen werden, das sind die zwar stets subjektiv gefärbten, gerade deshalb aber besonders aufschlußreichen *Eröffnungsreden* der jeweiligen Vorsitzenden und ihre bislang ungedruckten *Abschlußberichte*. Die Ansprachen zu Beginn einer Tagung spiegeln das wider, was der Betreffende zum Zeitpunkt „seines" Kongresses hinsichtlich Themen und bezüglich aktueller Fragen unseres Faches offen auszusprechen für nötig fand. Die Abschlußberichte — nebenbei als echte manu scripta auch graphologisch interessant! — sind, als eine Art von „geheimer Dienstsache", Epikrisen an die Adresse des Nachfolgers.

Nun braucht man aber nicht zu befürchten, daß an den Verstorbenen pietätlos gehandelt oder gar Geheimnisse preisgegeben würden. Sensationen oder Beichten enthalten diese Abschlußberichte nicht. Sie sind aber als persönliche Auslassungen aufschlußreich und beides, Eröffnungsansprachen und Schlußberichte, zusammen ergeben „aus der Sicht ihrer Vorsitzenden" ein anderes Bild der Kongresse, als die nüchternen „Verhandlungen" selbst.

Natürlich wurde das Einverständnis der noch lebenden Vorsitzenden eingeholt, und selbstverständlich mußte manches weggelassen werden,

---

* TRENDELENBURG, FRIEDRICH: Die ersten 25 Jahre der Deutschen Gesellschaft für Chirurgie. Ein Beitrag zur Geschichte der Chirurgie. Berlin: Springer 1923.

** GULEKE, N.: 50 Jahre Chirurgie. Festvortrag auf der Bayerischen Chirurgentagung in München am 23. Juli 1954 [Langenbecks Arch. u. Dtsch. Z. Chir. **280**, 1 (1954)].

sollten vor allem unnötige Wiederholungen vermieden werden. Auch wird wohl jedermann Verständnis dafür haben, daß die leidige Politik beiseite blieb. Wir sind ja alle froh, daß das überwunden und vergessen ist.

Zur Abrundung des Ganzen wurde Einiges über die Gründung der Gesellschaft sowie über die 1., 25. und 50. Tagung gebracht.

Zum Schluß ein Wort besonderen Dankes an Herrn Dr. Dr. h. c. FERDINAND SPRINGER. Seit unserer 47. Tagung (1923) ist er der Verleger unserer Kongreßverhandlungen. Immer sind sie mustergültig, zugleich aber von Band zu Band immer reichhaltiger ausgestattet. Der 1. Band enthielt seinerzeit 5 Holzschnitte und 1 Bildtafel, der letzte Band war mit 433 Abbildungen überreich bedacht. Auch dieses Festheft verdanken wir seiner großzügigen Hilfe.

Möchte das anspruchslose, der 75. Tagung zugedachte Heftchen für den Nachwuchs als Ansporn wirken, denn

> *„Das Beste, was wir von der Geschichte haben,*
> *ist der Enthusiasmus, den sie erregt"*
>
> (GOETHE)*.

Heidelberg, den 25. März 1958

K. H. BAUER

---

* GOETHE, J. W. v.: Maximen und Reflexionen (M. 495).

INHALTSÜBERSICHT

I. VON DER GRÜNDUNG DER DEUTSCHEN GESELLSCHAFT FÜR CHIRURGIE UND VOM ERSTEN KONGRESS (1872) IN BERLIN

Die *Geschichte der Chirurgie* hat eine Reihe von Bearbeitern gefunden. Hervorgehoben seien C. BRUNNER (1926)[1], W. v. BRUNN (1940[2] und 1948[3]) und speziell für die Anfänge der deutschen Chirurgie des 18. und für die Ära ihres Aufstiegs im 19. Jahrhundert H. KILLIAN und G. KRÄMER (1951)[4]. Letzteres Buch befaßt sich vor allem mit den Chirurgenschulen im deutschsprachigen Raum (Deutschland, Österreich, Schweiz).

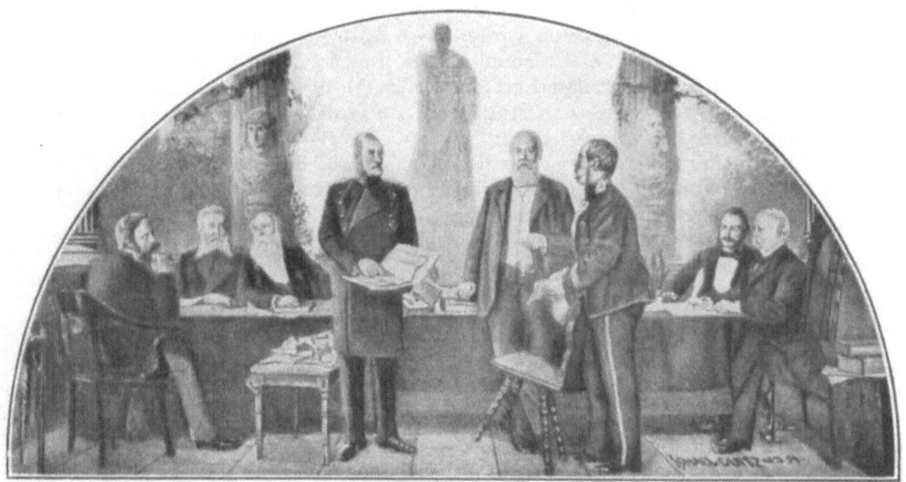

Abb. 1. Die Gründer der Deutschen Gesellschaft für Chirurgie (Reproduktion eines Gemäldes aus dem Langenbeck-Virchow-Haus Berlin). Von links nach rechts: v. VOLKMANN, v. ESMARCH, v. BARDELEBEN, v. LANGENBECK, BILLROTH, P. v. BRUNS, SIMON, GURLT

Die *Gründung unserer Gesellschaft* fand bislang dreimal ihre Würdigung, zuerst durch v. BERGMANN (Festansprache, 25. Tagung 1896), sodann 1923 durch das im Vorwort bereits erwähnte Buch von F. TRENDELENBURG „Die ersten 25 Jahre der Deutschen Gesellschaft für Chir-

[1] Neue Deutsche Chirurgie, Berlin 1926.

[2] Geschichtliche Einführung in die Chirurgie. In M. KIRSCHNER u. O. NORDMANN: Die Chirurgie, 2. Aufl., Bd. I, Teil 1. Berlin 1940.

[3] Kurze Geschichte der Chirurgie. Bonn 1948.

[4] Meister der Chirurgie und die deutschen Chirurgenschulen im deutschen Raum. Stuttgart 1951.

urgie", und dann in der Eröffnungsansprache von E. BORCHERS auf der 70. Tagung 1953.

Zur Gründung der Gesellschaft war folgendes „an eine große Zahl von Adressen versandte *Circular-Schreiben*" verschickt worden:

In Übereinkunft mit einer grossen Anzahl deutscher Chirurgen haben wir beschlossen, eine *Gesellschaft für Chirurgie* in Verbindung mit einem jährlich wiederkehrenden 3- bis 4-tägigen *Congress* an einem ständigen Versammlungsorte zu gründen.

Dieser Entschluß ist hervorgegangen aus dem lebhaft gefühlten Bedürfniss, bei dem stets wachsenden Umfang unserer Wissenschaft die chirurgischen Arbeitskräfte zu einigen, uns durch persönlichen Verkehr den Austausch der Ideen zu erleichtern und gemeinsame Arbeiten zu fördern.

Als ständiger Versammlungsort ist bis auf Weiteres Berlin und als Zeit des ersten Congresses die Osterferien und zwar speciell für dieses Jahr die *Tage vom* **10.** *bis* **13.** *April* in Aussicht genommen.

Der mitunterzeichnete von LANGENBECK hat sich bereit erklärt, bei der ersten Versammlung bis zur erfolgten Wahl des Vorstandes den Vorsitz zu übernehmen.

In der ersten Zusammenkunft wird es die Aufgabe der Gesellschaft sein, ausser der Wahl des Vorstandes, eine Commission zu ernennen, welche die Organisation der Gesellschaft und die Entwerfung ihrer Statuten in die Hand zu nehmen und ihre bezüglichen Vorschläge den Mitgliedern zur Entscheidung noch vor Schluss des ersten Congresses vorzulegen hat.

Nach erfolgter Constituirung der Gesellschaft wird die Aufnahme neuer Mitglieder nur auf Vorschlag durch ein Mitglied und auf Beschluss durch einen für die Prüfung derartiger Anträge niedergesetzten Ausschuss stattfinden können.

Wir bitten und hoffen, dass auch Sie gern unseren Plan unterstützen und der Gesellschaft als Mitglied beitreten werden.

Ihre Bereitwilligkeit zum Beitritt wollen Sie bald gefälligst dem unterzeichneten B. VON LANGENBECK kundgeben, damit ein Verzeichniss der Mitglieder bereits in der ersten Sitzung vorgelegt werden kann. Zur Aufstellung der Tagesordnung würde die Anmeldung von Vorträgen sehr erwünscht sein.

Der Vereinigungsort und das Sitzungslocal in Berlin wird demnächst in der Deutschen Klinik, der Berliner medicinischen Wochenschrift, dem Bayerischen medicinischen Intelligenzblatt, dem Medicinischen Correspondenzblatt des Würtembergischen ärztlichen Vereins, der Wiener medicinischen Wochenschrift und der Wiener medicinischen Presse zur Kenntniss der Mitglieder gebracht werden.

B. v. LANGENBECK	SIMON	R. VOLKMANN
Professor in Berlin.	Professor in Heidelberg.	Professor in Halle.

Das erste Mitgliederverzeichnis umfaßt 130 Mitglieder, von denen 81 auf dem 1. Kongreß anwesend waren.

Die Gründungsstatuten

§ 1. Die Deutsche Gesellschaft für Chirurgie hat den Zweck, bei dem stets wachsenden Umfange der Wissenschaft, die chirurgischen Arbeitskräfte zu einigen, durch persönlichen Verkehr den Austausch der Ideen zu erleichtern und gemeinsame Arbeiten zu fördern.

§ 2. Die Versammlungen der Gesellschaft finden jährlich, bei Gelegenheit eines in der Zeit vom 10 bis incl. 13. April abzuhaltenden *Congresses* statt, mit der Maassgabe, dass es dem Vorsitzenden anheimgestellt wird, den Termin entsprechend zu verschieben, wenn ein Sonntag dazwischenfällt. Die Verhandlungen in den Sitzungen des Congresses werden durch die anliegende Geschäftsordnung geregelt.

§ 3. *Mitglied* der Gesellschaft kann Jeder werden, der sich mit Chirurgie beschäftigt, unter den in § 8 bezeichneten Bedingungen.

§ 4. *Theilnehmer* an den Sitzungen können durch Mitglieder eingeführt werden; dieselben dürfen jedoch nur mit Genehmigung des Vorsitzenden Vorträge halten, oder an der Debatte Theil nehmen.

§ 5. In der ersten jedesmaligen Sitzung des Congresses wählt die Versammlung durch einfache Stimmenmehrheit für die Dauer des nächsten Jahres einen *Ausschuss*, bestehend aus

einem Vorsitzenden,
einem stellvertretenden Vorsitzenden
zwei Schriftführern,
einem Cassenführer,
vier anderen Mitgliedern.

die fünf zuerst genannten Personen bilden das *Bureau* des Congresses.

§ 6. Der Ausschuss leitet die Angelegenheiten der Gesellschaft für die Dauer des Jahres, namentlich:

a) beräth etwaige Abänderungen der Statuten und der Geschäftsordnung,
b) entscheidet über die Aufnahme neuer Mitglieder,
c) besorgt die Publication der Verhandlungen,
d) sorgt für Verwahrung der Archive und Gelder der Gesellschaft.

Ist der Ausschuss versammelt, so finden seine Verhandlungen mündlich, im anderen Falle schriftlich statt.

§ 7. Der Beitrag der Mitglieder ist für das Kalenderjahr auf 20 Mark festgesetzt.

§ 8. Die Aufnahme *neuer Mitglieder* erfolgt, abgesehen von der Zeit des Congresses, zu Neujahr. Der neu Aufzunehmende muß durch drei Mitglieder vorgeschlagen werden; der Ausschuß entscheidet über die Wahl durch Stimmenmehrheit.

§ 9. Die Verhandlungen des Congresses werden veröffentlicht; der Abdruck der Vorträge erfolgt, wenn irgend möglich, nach dem vom Vortragenden einzureichenden Manuscripte, andernfalls nach den stenographischen Aufzeichnungen. Jedes Mitglied erhält unentgeltlich ein Exemplar.

§ 10. Etwaige Abänderungen der vorliegenden Statuten können, nach vorgängiger Berathung im Ausschuß, nur durch eine Majorität von zwei Dritteln der in einer Sitzung anwesenden Mitglieder des Congresses beschlossen werden.

Geschäftsordnung

§ 1. Der Vorsitzende setzt die *Tagesordnung* fest und bestimmt die Reihenfolge der Vorträge. In der Sitzung gehen die *Demonstrationen* in der Regel den Vorträgen voran.

§ 2. Die *Vorträge* dürfen bis zu 30 Minuten dauern. Der Vorsitzende hat das Recht, ohne Befragung der Versammlung, denselben eine weitere Ausdehnung um 10 Minuten, also in Summa bis auf 40 Minuten, zu gewähren. Nach Ablauf dieser Zeit ist durch Abstimmung der Wille der Versammlung einzuholen.

§ 3. Die Reden in der *Discussion* dürfen 5 Minuten oder, auf Zulassung des Vorsitzenden, 10 Minuten dauern, es sei denn, daß die Versammlung durch Abstimmung eine andere Willensmeinung kundgiebt.

Die erste Sitzung fand am Mittwoch, dem 10. April 1872, 12 Uhr mittags, im Hotel de Rome zu Berlin statt.

Eröffnungsansprache des Vorsitzenden v. LANGENBECK:

„Hochgeehrte Herren! Bei dem immensen Aufschwung, welchen die medicinischen Naturwissenschaften in den letzten Decennien genommen haben, konnte es nicht ausbleiben, daß die practische Heilkunde davon mächtig berührt werden mußte. In der That haben die Forschungen auf dem Gebiete der inneren wie der äußeren Krankheitslehre mehr und mehr den naturwissenschaftlichen Character angenommen. Die als unerläßlich angesehene anatomisch-physiologische Basis für alle Forschungen auf diesen Gebieten, die stets sich mehrenden Thierversuche zur Erschließung krankhafter Vorgänge im menschlichen Körper, die Vervollkommnung der Mittel und Werkzeuge für die Diagnostik, die eifrige Verwerthung der Statistik endlich, um die Erfolge der verschiedenen Heilmethoden klarer zu stellen — alle die zahlreichen in diesem Sinne geführten Arbeiten zeugen von dem Bestreben, auch für die pathologische Forschung exactere Methoden als die bisherigen zu finden.

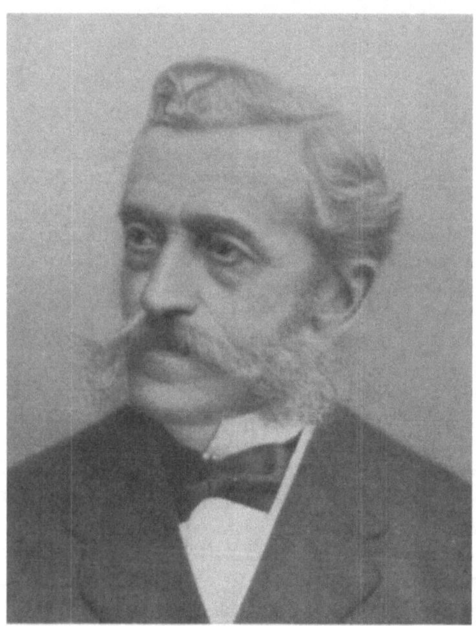

Abb. 2. BERNHARD V. LANGENBECK. Vorsitzender der 1.—14. Tagung (1872—1885). Wahl zum Ehrenvorsitzenden 1886

Was die moderne Chirurgie insbesondere anbetrifft, so ist sie weit mehr bestrebt, zu erhalten als zu zerstören. Man hat eingesehen, daß es weniger wichtig ist, neue Operationen und Operationsmethoden zu erfinden, als die Mittel und Wege aufzusuchen, um Operationen zu vermeiden, oder, wo sie unvermeidbar sind, ihre Erfolge zu sichern. Sehen wir auf die neuere chirurgische Literatur, so stoßen wir, bei einer erfreulichen Vermehrung der chirurgischen Arbeitskräfte, auf ein unbefangenes und sittlich ernstes Streben, die Wahrheit zu finden, und auf ein rapides Wachsen der in diesem Sinne durchgeführten wichtigen chirurgischen Arbeiten.

Diesem unverkennbaren Aufschwung in unserer Wissenschaft verdanken wir es, dass unsere noch junge deutsche Chirurgie kaum älter als unser Jahrhundert, der fremdländischen zum mindesten ebenbürtig geworden ist.

Aber schon wird es schwer, das mit jedem Tage wachsende Forschungsmaterial vollständig zu übersehen und zu bewältigen!

Mein unvergeßlicher Freund ALBRECHT VON GRAEFE sagte mir einst in den Tagen seiner vollsten Thätigkeit, es fange an, ihn zu beunruhigen, daß er das Gebiet seiner Wissenschaft nicht mehr ganz zu beherrschen vermöge: man werde erdrückt durch die Masse des schnell wachsenden Materials. Ich glaube, meine Herren, daß wir diese Klage mit noch größerem Recht uns aneignen dürfen, und daß nur Wenige von uns sich rühmen können, daß sie das ganze Gebiet der Chirurgie übersehen und beherrschen.

Bei persönlichem Verkehr der Fachgenossen miteinander, wird es am ehesten möglich, die Lücken unseres Wissens auszufüllen und das Fehlende zu ergänzen.

Sodann ist die mündliche Verhandlung weit mehr geeignet, in schwierigen Fragen eine Einigung der Ansichten herbeizuführen, neue Ideen anzuregen und die Arbeitskräfte auf ein bestimmtes Ziel zu concentriren.

Diese Betrachtungen sind es, welche bei Vielen unter uns den Wunsch rege gemacht haben, in einer lediglich für chirurgische Arbeiten bestimmten Vereinigung, mit vereinten Kräften an der Förderung unserer herrlichen Wissenschaft zu arbeiten.

Wenn dieser Wunsch gerade jetzt lebhafter hervorgetreten ist, so verdanken wir es wohl zumeist den großen Ereignissen der jüngst vergangenen Zeit und den gesteigerten Anforderungen, welche dadurch an die chirurgischen Kräfte unseres Vaterlandes gestellt wurden.

Es ist mir das Bedenken ausgesprochen worden, daß unser Congreß dem schönen Institut der Naturforscher-Gesellschaft Abbruch thun könnte. Ich glaube, dass diese Besorgniss fern liegt, weil beide Zusammenkünfte ganz verschiedene Zielpunkte haben.

Die Gesellschaft der deutschen Naturforscher entstand in einer Zeit, wo die jetzige Erleichterung des Verkehrs kaum geahnt werden konnte. Ihr Hauptzweck war, die naturforschenden und die ärztlichen Kräfte miteinander in persönlichen Verkehr zu bringen.

Der Kreis, in welchem unsere Gesellschaft sich bewegen soll, ist ein viel engerer. Wir wollen unter uns einen regelmäßigen Ideenaustausch anbahnen, um der Lösung wichtiger chirurgischer Fragen näher zu treten.

Bei dieser Auffassung haben wir uns die vollste Selbständigkeit und die vollste Freiheit nach Innen wie nach Aussen wahren zu müssen geglaubt. Wir haben deshalb geglaubt, eine Subvention von Seiten des Staates nicht beanspruchen zu dürfen. Freilich befinden wir uns dadurch auch in der Lage, für Ihre anderweitige Unterhaltung gar nichts thun zu können und Ihnen dennoch Geldopfer auferlegen zu müssen. Zur inneren Organisation der Gesellschaft wird Ihnen ein Entwurf der Statuten zur Beschlußnahme vorgelegt werden.

Somit erkläre ich den ersten Chirurgen-Congreß für eröffnet. Gebe Gott seinen Segen zu unserem Beginnen, auf daß unsere Arbeiten Früchte tragen zum Wohl der Menschen und zur Ehre unserer Wissenschaft!"

Es ist für die heute lebenden Chirurgen nicht leicht, sich in die Zeit der Gründung unserer Gesellschaft zurückzuversetzen. Es sei daher aus dem ersten Vortrag sowie aus einem Vortrag über Bluttransfusion einiges auszugsweise gebracht.

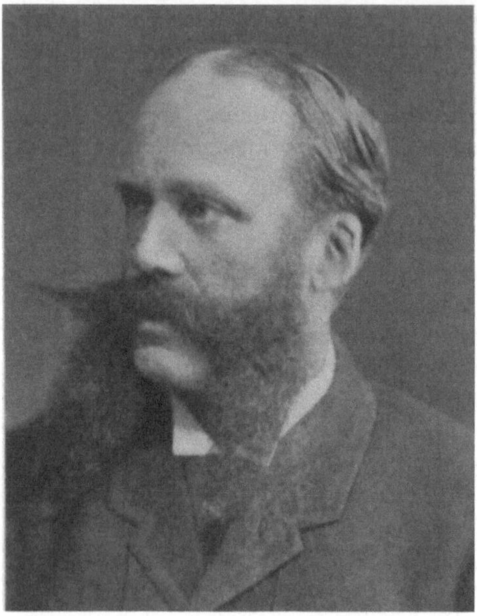

Abb. 3. RICHARD v. VOLKMANN*. Vorsitzender der 15. und 16. Tagung (1886, 1887)

Den ersten Vortrag hielt VOLKMANN-Halle: „*Zur vergleichenden Mortalitäts-Statistik analoger Kriegs- und Friedensverletzungen.*" Der Vortrag befaßt sich vornehmlich mit den Schußfrakturen, „die ein so großes Contingent zu den Toten stellen". VOLKMANN hatte in Trautenau „von ziemlich genau 1000 Schußverletzten die sehr große Zahl von 451 Schußfracturen zu behandeln Gelegenheit" gehabt, „davon allein 104 Oberschenkel- und 109 Unterschenkelschußfracturen."

Die Mortalität der Schußfrakturen des Unterschenkels betrug „nach neuesten Ermittlungen BILLROTHs" eine Sterblichkeit von 23,6%, „gleichgültig auf welche Weise sie behandelt wurden, mit oder ohne Amputation". VOLKMANN selbst hatte 22,9% Mortalität. Eine Sammelstatistik ergab eine Mortalität von $38^1/_2$%.

Die „Civilspitäler" brachten es nicht unter 40% Verlust. Dagegen war die „Mortalitätsciffer der rein conservativ behandelten Schussfrakturen des Unterschenkels eine äußerst niedrige". Bei VOLKMANN $17^1/_2$%. Bei den in „Civilspitälern" rein konservativ behandelten Fällen betrug die Sterblichkeit $32^1/_2$%.

Von den komplizierten Oberschenkelfrakturen sagt VOLKMANN, daß sie „im bürgerlichen Leben bekanntlich äußerst selten" vorkommen. Von VOLKMANNs 104 komplizierten Oberschenkelfrakturen starben 53.

Von „33 secundären Oberschenkelamputationen", die „fast ausschließlich wegen diffuser Kniegelenksvereiterungen, unstillbarer Blu-

* Würdigung durch W. ANSCHÜTZ 1930 (s. S. 48).

tung, Pyämie unternommen wurden, verliefen 9 glücklich: Mortalität 72,7%".

Zu der von SOCIN erwartungsvoll begrüßten „regelrechten Durchführung der Carbolbehandlung" sagte VOLKMANN: „THIERSCH und ich konnten nach Sedan keinen Einfluß derselben constatieren, aber wir hatten keine Gelegenheit das LISTERsche Verfahren auch nur einigermaßen streng anzuwenden".

Die niedrigere Mortalität der Schußfrakturen gegenüber den Friedensverletzungen erklärte V. wie folgt: „Ich glaube, daß trotz aller entgegenstehenden Ansichten die Feld- und Kriegs-Spitäler oft auch hygienisch bessere Verhältnisse darbieten, als viele unserer Hospitäler und Kliniken. Fast immer, und mindestens nach großen Schlachten, die ja auch wieder für die Statistik die großen Zahlen liefern, werden die Frischverletzten in Räumen untergebracht, die noch nie zu Hospitalzwecken gedient haben und zunächst wenigstens noch frei von Infections-Stoffen sind. Und fortwährend haben wir Gelegenheit, zu sehen, wie erst nach längerer Belegung oder sub finem des Krieges in diesen Localitäten accidentelle Wundkrankheiten in gesteigerter Zahl auftreten.

In den Civilspitälern ist dies leider oft anders, und gewiß enthalten die oben mitgetheilten Zahlen für uns, die wir an solchen Spitälern functioniren, die Aufforderung, die Erforschung und Behandlung der accidentellen Wundkrankheiten mit allen Waffen der Wissenschaft in Angriff zu nehmen."

An den Vortrag schließt sich eine Diskussion an, an der sich einschließlich VOLKMANNs Antworten 24 Redner beteiligten. Die Zahl der Vorträge an 4 Verhandlungstagen betrug 11. Die Diskussionen zu diesen Vorträgen wurde stets von einer großen Zahl von Rednern bestritten.

Am 13.4. morgens 10 Uhr fand eine „Versammlung im Auditorium der Chirurgischen Universitäts-Klinik" unter dem Vorsitz von BARDELEBEN, eine Art Demonstrationsvormittag statt. — VOLKMANN zeigte ein für den Unterricht bestimmtes Beckenphantom zur Demonstration der Mechanik der coxalgischen Beckenverschiebungen. SIMON demonstrierte einen Kranken mit erfolgreich operierter Blasen-Mastdarmfistel, LANGENBECK einen Patienten mit Resektion des Fußgelenkes wegen Schußverletzung, SIMON einen Kranken mit operierter Schußverletzung der Darmbeinschaufel und Coecumverletzung sowie ein Lagerungsbett für Oberschenkelschußfrakturen.

Interessant ist vielleicht auch eine Mitteilung von UHDE-Braunschweig über die *Bluttransfusion*. Sie wurde ausgeführt bei einem durch Kohlenoxydgas Vergifteten, bei einer doppelten Oberschenkelamputation nach Verletzung, bei einem Kranken mit Variola haemorrhagica, bei 2 Pyämischen und „bei einer Frau, welche nach Berstung eines inneren Abscesses erschöpft war". Alle Kranken starben in der Zeit zwischen 1 Std und 4 Tagen nach der Transfusion.

II. ZUR VORGESCHICHTE DER ABSCHLUSSBERICHTE DER JEWEILIGEN VORSITZENDEN

Ein Buch, das Jahr für Jahr nur einen Leser findet, hat wohl seinen Zweck verfehlt. Tatsächlich war das aber bislang das Schicksal der drei kleinen Bände, in denen die von den jeweiligen Vorsitzenden der Deutschen Gesellschaft für Chirurgie verfaßten Abschlußberichte niedergelegt worden sind. Sie werden alljährlich — als Symbol des Wechsels im Amt — vom letztjährigen dem neuen Vorsitzenden übergeben. Dieser liest die Berichte begreiflicherweise mit größtem Interesse, versenkt sie dann aber in seines Schreibtischs tiefste Tiefe. Die Mitglieder der Gesellschaft erfuhren nie etwas vom Inhalt dieser Berichte. Die meisten wissen nicht einmal, daß sie existieren.

Wie kam das eigentlich? Nun, die erwähnten Abschlußberichte sind nicht eine erst- und einmalige Gründung, sondern das Endprodukt einer langen *Entwicklung*. Sie wird verständlich, wenn man sich die Liste der Vorsitzenden in den ersten 25 Jahren seit der Gründung der Gesellschaft (1872) näher betrachtet:

Vorsitzende der Deutschen Gesellschaft für Chirurgie von der 1.—24. Tagung

1.—14. Tagung	1872—1885	BERNHARD V. LANGENBECK (Berlin) † 29. 9. 1887
15. u. 16. Tagung	1886, 1887	RICHARD V. VOLKMANN (Halle)* † 28. 11. 1889
17. 18. 19. Tagung	1888, 1889, 1890	ERNST V. BERGMANN (Berlin) † 25. 3. 1907
20. Tagung	1891	KARL THIERSCH (Leipzig) † 28. 4. 1895
21. Tagung	1892	ADOLF V. BARDELEBEN (Berlin) † 24. 9. 1895
22. Tagung	1893	FRANZ KÖNIG (Göttingen) † 12. 12. 1910
23. Tagung	1894	FRIEDRICH V. ESMARCH (Kiel) † 23. 2. 1908
24. Tagung	1895	CARL GUSSENBAUER (Wien) † 19. 6. 1903

In den ersten 14 Jahren nach der Gründung der Gesellschaft (1872) war BERNHARD V. LANGENBECK von 1872—1885 Jahr für Jahr Kongreß-

* Eingehende Würdigung von Persönlichkeit und Werk aus Anlaß seines 100. Geburtstages durch seinen Neffen W. ANSCHÜTZ (s. S. 48).

vorsitzender. Darin allein schon drückt sich seine, wie man in diesem Falle sagen darf, einmalige Stellung unter den deutschen Chirurgen aus. Er hatte darüber hinaus aber sowohl für seine Person, als auch für seine Familie* eine besondere Stellung am Hofe des Kaisers und bei der Kaiserlichen Armee. Auf den Chirurgenkongressen ging alles nach seiner Weisung und nach seinen eigenen Gepflogenheiten. Dies änderte sich jedoch, als der 1885 geadelte Richard v. Volkmann erst 1886 und dann gleich nochmals 1887 Vorsitzender wurde. v. Volkmann wirkte in Halle und daraus erklärt es sich, daß 1887, wie das Faksimile des Titelblattes des I. Bändchens erkennen läßt, für den Fall, daß der erste Vorsitzende „nicht in Berlin ansässig sein sollte", vertrauliche Weisungen zu Papier gebracht wurden.

Vertrauliche Mittheilungen

für

den ersten Vorsitzenden der deutschen Gesellschaft für Chirurgie, besonders für den Fall, daß derselbe nicht in Berlin ansäßig sein sollte.

Es handelte sich also anfänglich — 1887! — nur um eine Art von vertraulicher Dienstanweisung an den neuen Vorsitzenden, wie er sich mit Ihren Majestäten, Hofmarschällen, Kabinettssekretären usw. in Verbindung zu setzen habe.

Der 1. Satz lautet: „Etwa 10 Tage vor Beginn des Kongresses werden von dem ersten Vorsitzenden drei identische *Briefe an Se. Majestät den Kaiser, die Kaiserin und den Kronprinzen* abgesandt, in welchen Allerhöchstdenselben angezeigt wird, daß

* v. Langenbeck selbst war Generalstabsarzt der Kgl. Preuß. Armee, sein Sohn und einer seiner Schwiegersöhne (Plessen) waren Generale. Anläßlich des 100. Geburtstages von v. Langenbeck fand auf der 40. Tagung eine Festsitzung zu dessen Ehrung statt. Es sang der Berliner Domchor. Die Festrede hielt der Kongreßvorsitzende L. Rehn [s. Arch. klin. Chir. **95**, 743 (1911].

der so und so vielte Chirurgen-Congress an den und den Tagen in Berlin zusammentreten werde."

Es folgen dann für die entsprechenden Briefe „Concepte" — ausdrücklich heißt es: sie „rühren im Wesentlichen noch von B. VON LANGENBECK her" — nach denen den Majestäten die

„allerunterthänigste Meldung zu Füßen" gelegt wird, „daß der ...te Congress vom ...ten bis ...ten in Berlin stattfinden wird und daß die wissenschaftlichen Sitzungen in der Aula der Königlichen Universität abgehalten werden".

Nichts kennzeichnet die strenge Formelwelt jener Zeit vielleicht mehr, als die im Concept anempfohlene Unterschrift:

„Der ich ersterbe
Ew. Majestät
allerunterthänigster
und treugehorsamster
Prof. Dr. N. N.,
d. Z. erster Vorsitzender der
deutschen Gesellschaft
für Chirurgie."

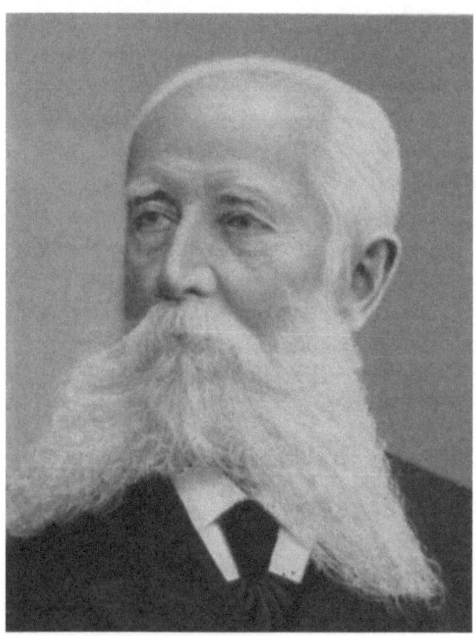

Abb. 4. FRIEDRICH V. ESMARCH. Vorsitzender der 23. Tagung (1894)

Erstaunlicherweise war der bedeutendste Chirurg der damaligen Zeit und wohl erfolgreichste Chirurg in der bisherigen Geschichte der Chirurgie THEODOR BILLROTH (geb. in Bergen auf Rügen am 26. 4. 1829, gest. in Abbazia am 6. 2. 1894) niemals Vorsitzender der Deutschen Gesellschaft für Chirurgie. Seinem Andenken huldigte auf der 25. Tagung A. WÖLFLER in seinem Festvortrag „über Magen-Darm-Chirurgie", den er mit den Worten schloß: „In ehrfurchtsvoller Bewunderung reichen wir ihm den Lorbeer und rufen ihm zu: *Du hast viel Gutes für die Menschen und Grosses für die ärztliche Kunst gethan!*". Eine ausführliche Würdigung brachte E. PAYR auf der 53. Tagung aus Anlaß des 100. Geburtstages BILLROTHs (s. S. 39). Auch der hochverdiente JOHANNES V. MIKULICZ war nie Vorsitzender. Vielleicht lag es mit daran, daß er bereits mit 54 Jahren an einem Magencarcinom verstarb. Ehrende Gedenkworte widmeten ihm, gleichfalls aus Anlaß seines 100. Geburtstages, seine

Schüler F. Sauerbruch und Sir Gordon Gordon Tayler-London auf der 67. Tagung 1950 (Langenbecks Arch. **267**, 16ff. (1950).

Vorsitzende der Deutschen Gesellschaft für Chirurgie von der 25.—49. Tagung

25. Tagung	1896	Ernst v. Bergmann (Berlin) (s. oben)
26. Tagung	1897	Paul v. Bruns (Tübingen) † 2. 6. 1916
27. Tagung	1898	Friedrich Trendelenburg (Leipzig) † 16. 12. 1924
28. Tagung	1899	Eugen Hahn (Berlin) † 1. 11. 1902
29. Tagung	1900	Ernst v. Bergmann (Berlin) (s. oben)
30. Tagung	1901	Vincenz v. Czerny (Heidelberg) † 3. 10. 1916
31. Tagung	1902	Theodor Kocher (Bern) † 27. 7. 1917
32. Tagung	1903	Ernst Küster (Marburg) † 19. 4. 1930
33. Tagung	1904	Heinrich Braun (Göttingen) † 10. 5. 1911
34. Tagung	1905	Rudolf U. Krönlein (Zürich) † 27. 10. 1910
35. Tagung	1906	Werner Körte (Berlin) † 3. 12. 1937
36. Tagung	1907	Bernhard Riedel (Jena) † 13. 9. 1916
37. Tagung	1908	Anton v. Eiselsberg (Wien) † 10. 1939
38. Tagung	1909	Hermann Kümmell (Hamburg) † 19. 2. 1937
39. Tagung	1910	August Bier (Berlin) † 14. 3. 1949
40. Tagung	1911	Ludwig Rehn (Frankfurt) † 29. 5. 1930
41. Tagung	1912	Carl Garré (Bonn) † 9. 3. 1928
42. Tagung	1913	Ottmar v. Angerer (München) † 12. 1. 1918
43. Tagung	1914	Wilhelm Müller (Rostock) † 28. 6. 1937
	1915—1919 keine Tagung	
1914 gewählt, jedoch 1915 verstorben		
		Otto Sprengel (Braunschweig) † 9. 1. 1915
44. Tagung	1920	August Bier (Berlin) (s. oben)
45. Tagung	1921	Ferdinand Sauerbruch (Berlin) † 2. 7. 1951
46. Tagung	1922	Otto Hildebrand (Berlin) † 7. 10. 1927
47. Tagung	1923	Erich Lexer (München) † 4. 12. 1937
48. Tagung	1924	Heinrich Braun (Zwickau) † 26. 4. 1934
49. Tagung	1925	Eugen Enderlen (Heidelberg) † 17. 6. 1940

Tatsächlich enthält das erste Bändchen von 1887 bis einschließlich 1899 praktisch nichts anderes, als Mitteilungen über die Besuche der Vorsitzenden bei Cabinettsräthen, im Oberhofmarschallamt, im „Ministerium der geistlichen Angelegenheiten" usw. und über einige Audienzen, vor allem bei der Kaiserin. 1893 schrieb Franz König:

„Ich habe Besuche gemacht
1. Sr. Exzellenz v. Lucanus
2. dem Geheimen Cabinettsrath Herrn v. d. Knesebeck
3. Sr. Exzellenz dem Herrn Kultusminister.

Ich habe nicht den Eindruck, daß es nötig wäre diese Formalitäten noch mehr auszudehnen. Mit dem Tod der hochseligen Kaiserin haben wohl zunächst die persönlichen Berührungen mit dem Kaiserhaus ein Ende gefunden."

Darunter steht: „Wie Herr College König.

Kiel, d. 31. 12. 94.

v. ESMARCH

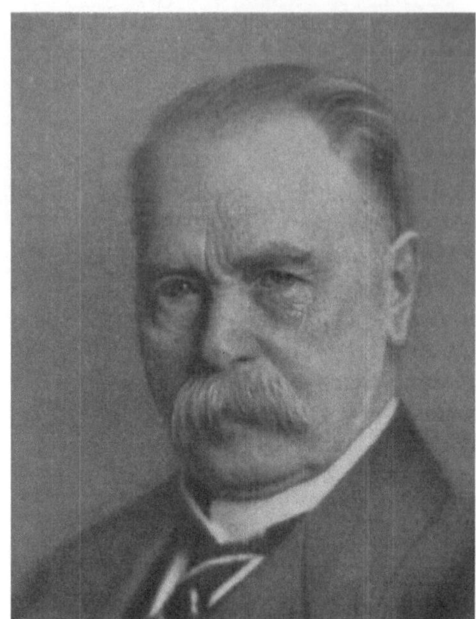

Abb. 5. FRIEDRICH TRENDELENBURG. Vorsitzender der 27. Tagung 1898. Verfasser des Buches „Die ersten 25 Jahre der Deutschen Gesellschaft für Chirurgie"

Es fanden aber doch noch mehrfache Empfänge am Hofe statt, beim Kaiser und der Kaiserin — soweit ersichtlich — letztmals 1910, bei der Kaiserin in den Jahren 1896, 1897, 1899 und letztmals 1913. 1914 war eine Abordnung in Vertretung der in Korfu befindlichen Kaiserin von der Kronprinzessin Cecilie empfangen worden.

Von Einladungen an den Oberbürgermeister der Stadt Berlin und an den Präsidenten des Reichstages ist nur einmal aus Anlaß des 25. Kongresses (1896) die Rede.

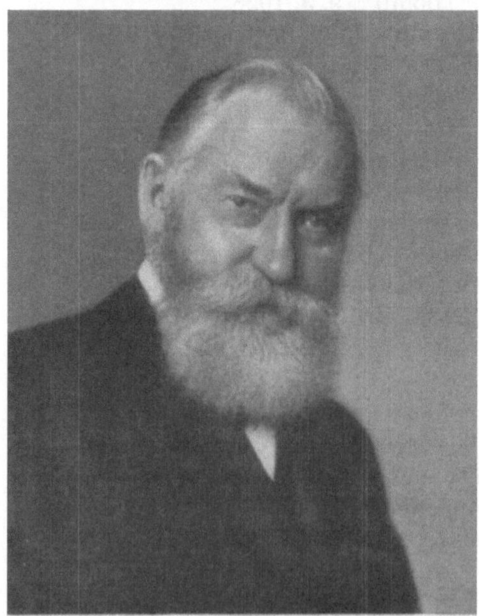

Abb. 6. VINCENZ V. CZERNY. Vorsitzender der 30. Tagung (1901)

Wer die immer wiederkehrenden Mitteilungen über Besuche* des Vorsit-

* Die Besuche des Vorsitzenden wurden sehr wichtig genommen. Kaum je, daß nicht darüber berichtet wird. Ja, sogar die Äußerlichkeiten werden erwähnt: „Besuche ... mittels eleganten Zweispänners mit Diener (Fuhrgeschäft von N. N., Strasse, Nr. !)" (1907). Auch die erstmalige Benutzung eines Automobils ist eigens vermerkt.

zenden bei den vielen Exzellenzen, Ministern, Cabinettsräthen liest, wird es immerhin bemerkenswert finden, daß es ein Schweizer (KRÖNLEIN 1905) war, der als Vorsitzender in seinem Bericht die „Anregung" machte,

„daß der Vorsitzende unserer Gesellschaft auch dem Reichskanzler Anzeige von der Tagung des Congresses resp. demselben seinen Besuch mache".

Tatsächlich hat dann KÜMMELL 1908 am Dienstag vor Ostern „dem Reichskanzler Fürsten BÜLOW" einen Besuch abgestattet. Aber schon 1913 vermerkt W. MÜLLER-Rostock ausdrücklich: „Beim Reichskanzler eine Karte abzugeben, habe ich unterlassen, weil seitens desselben auf die Anzeige des Congresses hin nicht reagiert worden war..."

Der Erste, der mit dieser, wenn man so sagen darf, höfischen Tradition der „vertraulichen Mittheilungen" brach und erstmals eine Art von Abschlußbericht niederschrieb, war E. v. BERGMANN im Jahre 1900. Zwar enthalten die späteren Berichte immer wieder Ausführungen über die bei den verschiedensten Persönlichkeiten des Hofes gemachten Besuche, doch

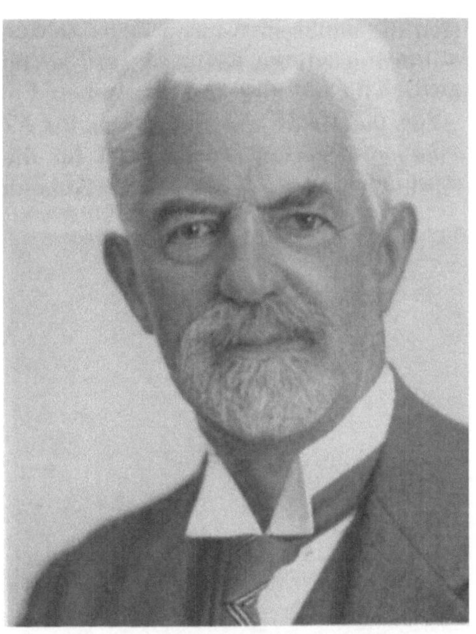

Abb. 7. ANTON FREIHERR V. EISELSBERG.
Vorsitzender der 37. Tagung (1908)

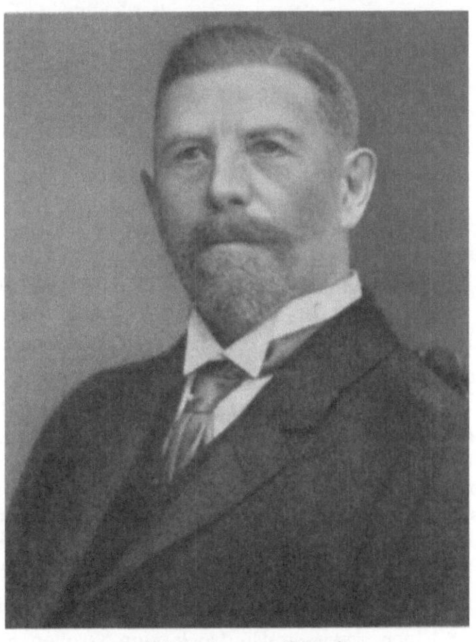

Abb. 8. LUDWIG REHN*.
Vorsitzender der 40. Tagung (1911)

* Würdigung durch V. SCHMIEDEN 1931 (s. S. 50).

fangen die handschriftlichen Berichte der Vorsitzenden über den jeweils von ihnen geleiteten Kongreß 1910 an, einen Beitrag zur Geschichte der Gesellschaft und der der Deutschen Chirurgie überhaupt abzugeben.

Vor allem wird ersichtlich, was für *Nöte und Sorgen* mit dem immer wieder gewechselten *Tagungssaal* für die Kongresse verknüpft waren. Ursprünglich tagte man in der Aula der Berliner Universität, dann im alten Langenbeckhaus. Über weitere schmerzliche Erfahrungen berichtet zunächst C. GARRÈ (1912):

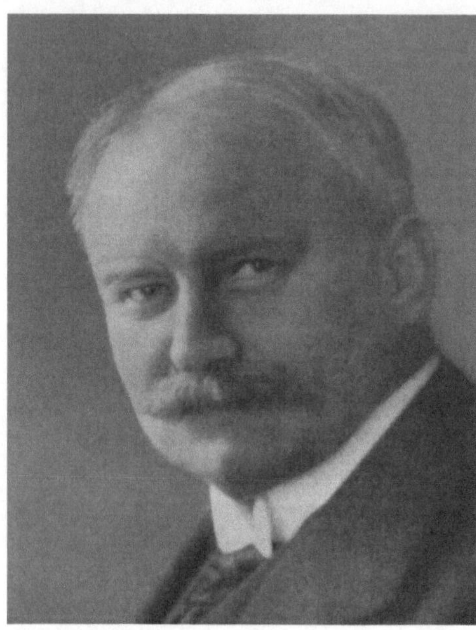

Abb. 9. AUGUST BIER.
Vorsitzender der 39. (1910) und 44. Tagung (1920)

„Da das Langenbeckhaus die Zahl der Congress Theilnehmer nicht mehr zu fassen imstande ist, wurde der Congress im Beethovensaal der Philharmonie abgehalten. Für die Organisation und die Leitung ergeben sich hieraus mancherlei Schwierigkeiten... Viele Redner waren in dem großen Saal schwer zu verstehen — das lag aber an den Vortragenden.“

Der nächstjährige Vorsitzende (v. ANGERER 1913) ist aber anderer Ansicht:

„Die 42. Versammlung ... wurde im Beethoven-Saal der Philharmonie abgehalten. Wenn auch bei der diesjährigen Tagung weniger laute Klagen als im Vorjahre über die schlechte Accustik im Saal — dank einiger Verbesserungen im Saal selbst — geäußert wurden, so wurde doch die Mittheilung, daß der naechste Congress im großen Saale der Hochschule für Musik abgehalten werden soll, allseitig freudig begrüsst.“

1920 tagte die Gesellschaft erstmals in dem in der ersten Nachkriegszeit unter sehr großen Schwierigkeiten neuerbauten *Langenbeck-Virchow-Haus**. Der Vorsitzende A. BIER berichtet darüber:

„Das Hauptereignis dieser Tagung war, daß wir zum ersten Male im Langenbeck-Virchow-Haus tagten. Dies hat sich außerordentlich bewährt und ist allen Ansprüchen, die man an ein ärztliches Versammlungshaus stellen kann, glänzend gerecht geworden. Vor allem war die Akustik im Sitzungssaal ausgezeichnet, besser als in irgend einem Raum, einschließlich des alten Langenbeckhauses, in dem wir bisher getagt hatten. Es gab deshalb nur eine Stimme des Lobes über das Haus.“

In den langen 86 Jahren seit der Gründung unserer Gesellschaft konnte der gewählte Vorsitzende stets sein Amt auch antreten und die

* Einen gewissen Eindruck vom Großen Sitzungssaal vermitteln die Abb. 14 und 15 S. 27 und S. 28.

Tagung durchführen. Über die einzige Ausnahme — zwischen Wahl und Kongreß lagen 6 Jahre — berichtet A. Bier (1920):

„Zum ersten Male kam es in diesem Jahr vor, daß der gewählte Vorsitzende starb. Ich trat deshalb, weil ich stellvertretender Vorsitzender war, anstelle unseres leider zu früh verstorbenen Kollegen Sprengel, der im Jahre 1914 gewählt war."

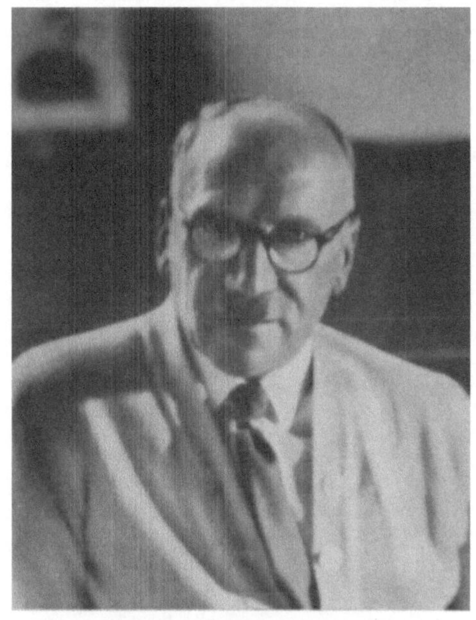

Abb. 10. Ferdinand Sauerbruch. Vorsitzender der 45. Tagung (1921)

Nach dem Kriege 1914 bis 1918 spiegeln einige Berichte die *Not der Zeit nach 1918* wider. So schreibt A. Bier (1920):

„Die 44. Versammlung ... fand in Berlin im neuen Langenbeck-Virchow-Hause ... statt und zwar unter außerordentlich erschwerenden äußeren Verhältnissen. Unmittelbar vor der Tagung war der Generalstreik beendet. An den verschiedensten Stellen Deutschlands gärte es noch stark oder waren noch Unruhen im Gange. Der Vorsitzende wurde von vielen Seiten bestürmt, die Tagung aufzuschieben. Ich konnte mich nicht dazu entschließen, da man unter den heutigen Verhältnissen nicht wissen konnte, ob es zu Pfingsten oder noch später besser sein würde. Vor allem aber erschien es mir wichtig, unter allen Umständen einmal wieder eine Tagung der D.G.f.Ch. zustande zu bringen und unsere seit dem Jahre 1914 ruhende Arbeit wieder aufzunehmen."

Im darauffolgenden Jahre (1921) berichtet Sauerbruch folgendes:

„Genau wie im vorigen Jahre waren die äußeren und inneren politischen Zustände der Tagung ungünstig. Insbesondere wurden viele Mitglieder der Gesellschaft durch einen ausgedehnten Streik in Mitteldeutschland an der Teilnahme verhindert."

Besonders heftig war E. Lexers Anklage 2 Jahre später (1923):

„Die ganze Tagung stand unter dem Gefühl des fortgesetzten Kriegszustandes, hervorgerufen durch den vor kurzem erfolgten Einbruch der Franzosen in deutsche Lande ... Trotz der Teuerung und der schwierigen Reiseverhältnisse war die Tagung stark besucht."

Einen breiten Raum, sowohl in den Eröffnungsansprachen, wie in den Abschlußberichten der Vorsitzenden, nahmen nach 1918 die *Auseinandersetzungen mit der Société Internationale de Chirurgie* wegen des Ausschlusses der deutschen Chirurgen aus derselben ein. Am ausführlichsten hat sich H. Küttner 1927 in seiner Eröffnungsansprache mit der ganzen Angelegenheit auseinandergesetzt. Es sind ihr nicht weniger als fast 5 Druckseiten dort eingeräumt. Die Gelegenheit soll also dazu benutzt werden, um die hervorragende Rolle der Schweizer Mitglieder unserer Gesellschaft hervorzuheben. Schon 1921 sagt SAUERBRUCH:

„Erfreulicherweise gelang es durch offene Aussprache zwischen uns und den Schweizern eine Verständigung herbeizuführen, die auch die Vollversammlung warm begrüßte."

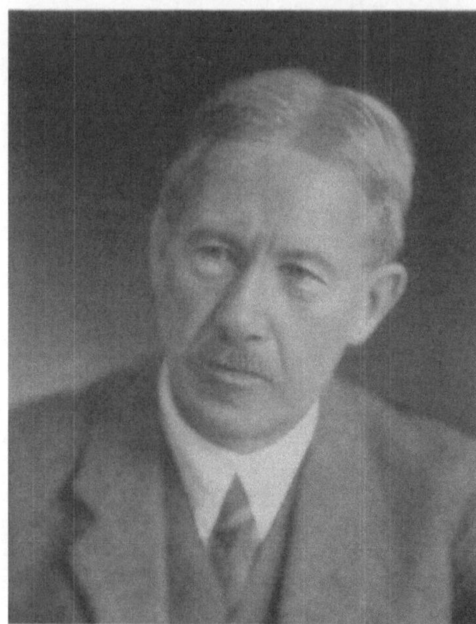

Abb. 11. HEINRICH BRAUN*. Vorsitzender der 48. Tagung (1924)

Die endgültige ehrenvolle Wiederaufnahme fand erst im Jahre 1931 statt.

Ehrwürdig alt ist die immer wiederkehrende *Forderung nach freier Aussprache*. So betont TH. KOCHER schon 1902:

das „sehr gerechtfertigte Verlangen nach ‚mehr Diskussion'" ... Er machte den Vorschlag, „alle ‚einleitenden Vorträge' ..., die meistens unnütz lang sind'", wegzulassen.

Seitdem könnten Dutzende von weiteren solchen Forderungen wiederholt werden.

Immer wieder wird auch gefordert der *Diskussion* wegen die Zahl der *Vorträge auf 70*, wie es ja auch die Statuten fordern, zu *beschränken*.

LEXER (1923) z. B. schreibt: „Der Aussprache über wichtige Themen muß genügend Zeit eingeräumt werden, auch wenn einige Vorträge zu kurz kommen sollten. Denn sie fördert meist mehr, als die rasche Aufeinanderfolge von Vorträgen der verschiedensten Gegenstände. Man sollte deshalb an 70 Vorträgen einschließlich des Lichtbilderabends festhalten, zumal die 2. Generalversammlung immer mehr Zeit in Anspruch nimmt."

Auch der nächstjährige Vorsitzende H. BRAUN (1924) schreibt:

„In unseren Statuten ist gesagt, daß in der Regel nicht mehr als 70 Vorträge und Demonstrationen auf die Tagesordnung zu setzen sind (ausschließlich der davon unabhängigen Lichtbildersitzung). Diese Festsetzung hat stattgefunden, bevor es üblich wurde, über wichtige Gegenstände Referate halten zu lassen."

So viel an kurzen Auszügen und Belegen aus den „Vertraulichen Mittheilungen" der Vorsitzenden, die in der Tat — auch aus der Sicht der damaligen Zeit — nichts eigentlich Vertrauliches, andererseits aber manchen Beitrag zur Geschichte unserer Gesellschaft enthalten.

* Würdigung durch G. MAGNUS 1935 (s. S. 65).

III. DIE 25. TAGUNG (1896)

Die 25. Tagung, im „Einladungs-Circular“ ausdrücklich als „Jubiläums-Feier“ angekündigt, fand vom 27.—30. Mai 1896 in Berlin unter dem Vorsitz von E. v. BERGMANN statt. Die Begrüßung geschah am Vorabend im Gebäude des Deutschen Reichstages. Dort fand im Kuppelbau und in der Wandelhalle ein „Promenaden-Concert“ statt. Die Eröffnung des Kongresses und die Festsitzung erfolgte am Mittwoch, 27. Mai um 12 Uhr im (alten) Langenbeck-Haus. An den folgenden Tagen dauerten die Sitzungen von 10—4 Uhr nachmittags „wie gewöhnlich“.

Die *Festvorträge* hielten:

F. v. ESMARCH, Kiel: Über künstliche Blutleere.

KÖNIG, Berlin: Die Entwicklung der Tuberkulose mit besonderer Berücksichtigung der äußeren (Lokal-) Tuberkulose und der Tuberkulose der Gelenke.

P. BRUNS, Tübingen: Die Entwicklung der modernen Behandlungen des Kropfes.

WÖLFFLER, Prag: Die Operationen am Magen- und Darmkanal.

Weitere größere *Einzelvorträge* waren u. a.:

E. SONNENBURG, Berlin: Über Operationen am Processus vermiformis.

C. LANGENBUCH, Berlin: Ein Rückblick auf die Entwicklung der Chirurgie des Gallensystems.

E. LEXER: Experimente über Osteomyelitis.

H. KÜMMELL und GEISSLER: DieDiagnose der Knochenherde durch RÖNTGENsche Strahlen (1 Jahr nach ihrer Entdeckung!).

LORENZ: Heilung der angeborenen Hüftluxation durch unblutige Einrenkung und funktionelle Belastung.

Die Zahl der Vorträge betrug 52.

Auf der 25. Tagung wurde ERNST GURLT, seit der Gründung ständiger Schriftführer der Gesellschaft und Herausgeber der Kongreßverhandlungen und F. v. ESMARCH zu Ehrenmitgliedern gewählt. Außerdem erhält das (alte) Langenbeck-Haus Bilder der bisherigen Ehrenmitglieder (v. LANGENBECK, OLLIER, PAGET, SPENCER WELLS, LISTER, BILLROTH und THIERSCH) und die Bilder der Vorsitzenden in den ersten 25 Jahren (v. VOLKMANN, v. ESMARCH, v. BERGMANN, v. BARDELEBEN, FRANZ KÖNIG und GUSSENBAUER).

1. Festrede v. BERGMANNS:

Hochgeehrte Festversammlung! Als vor 25 Jahren dem deutschen Volke die lange entbehrte politische Einheit geworden war und diese so fest gefügt, als groß und mächtig dastand, trat an jede seiner Körperschaften, ja an jedes seiner Glieder die Aufgabe, das, was nach außen so hoch emporgewachsen war, auch innen zu sichtbarem Gedeihen und fruchttragendem Werden zu bringen. Nicht nach äußerer Macht, so nothwendig sie auch war, hatte der Deutsche sich seit den Freiheitskriegen gesehnt und Opfer auf Opfer, Sieg auf Sieg gehäuft, sondern nach jener Freiheit der Selbstbestimmung, welche ihm die in der Zerstückelung vergeudeten und gebundenen Kräfte zu eigen gab und ihm gestattete, sie voll und ganz in den Dienst vor Allem der idealen Güter seiner Nation zu stellen. Gleich, ja größer noch als der Erfolg der Waffen auf der Wahlstatt, sollte der Erfolg in der Cultur und in der Gesittung, im Wissen und Können werden.

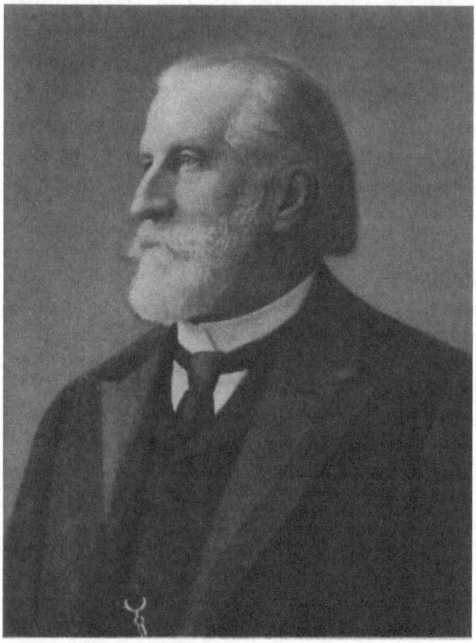

Abb. 12. Ernst v. Bergmann. Vorsitzender der 17., 18., 19. Tagung (1888—1890) sowie der 25. Tagung (1896)

Das denkwürdige Jahr 1871 war in Deutschland die Zeit des Zusammenfassens und des Vereinigens aller Kräfte für ein Ziel. In der Empfindung dieser seiner Bedeutung erschien der von Simon*, Langenbeck und Volkmann* unterzeichnete Aufruf zur Gründung einer Gesellschaft für Chirurgie in Verbindung mit einem jährlich wiederkehrenden Congresse an einem ständigen Versammlungsorte. „Dieser Entschluß", so schrieben sie, „ist hervorgegangen aus dem lebhaft gefühlten Bedürfnisse, bei dem stets wachsenden Umfange unserer Wissenschaft die chirurgischen Arbeitskräfte zu einigen und durch persönlichen Verkehr den Austausch der Ideen zu erleichtern und gemeinsame Arbeiten zu fördern".

Niemand ist wärmer und kräftiger für die neue Schöpfung eingetreten als Gustav Simon. In seiner Natur und seinem Lebensgange, welcher ihn aus den Reihen der praktischen Ärzte auf den Lehrstuhl einer altbewährten Universität geführt hatte, lag die Lust am Mittheilen des mühsam Errungenen. So war und handelte er im ärztlichen Vereine zu Darmstadt, wie in der Klinik zu Rostock und Heidelberg, wo er unermüdlich jeden ihn aufsuchenden Collegen in seine Werkstatt führte und mit ihm sich am Gelingen bisher nie gelungener Operationen freuen

* Bilder von G. Simon und R. v. Volkmann finden sich auf Abb. 1, S. 1, von v. Volkmann ferner auf Abb. 3, S. 6.

ließ. Er verstand es, die Hand seiner Freunde zu führen und seine Erfolge zu den ihren zu machen. Es bedurfte nur einer Zusammenkunft mit Bernhard von Langenbeck, um die Gleichgesinnten schnell über ihr Wollen und Wünschen zu verständigen, hatte doch Langenbeck von der ersten Zeit seiner Lehrthätigkeit an, sogar mitten in der Unruhe des Krieges, 1848 in Rendsburg, wie 1871 in Orléans, die Collegen zu versammeln gesucht, zu gegenseitiger Förderung im mündlichen Austausche des Erlebten und Erfahrenen, zur Anspannung des wissenschaftlichen Eifers und zur Erhaltung des guten, collegialen Tones. Wohl mag dazu auch bei ihm die Erinnerung an die Naturforscher- und Aerzteversammlung von 1840 in Erlangen gekommen sein, wo er zuerst vor einem Kreise maßgebender Fachgenossen eine Operation ausführte und mit einem Schlage seinem operativen Talente die allgemeine Anerkennung schaffte. Daß sich zu diesen zwei Männern ein chirurgisches Dioskurenpaar, verschieden zwar in Anlage und Art, aber gleich reich an Geist und Leben, gesellte, Richard von Volkmann und Theodor Billroth, hat schon unseren ersten Versammlungen das Gepräge des Vollendeten und unserer Gesellschaft die gesicherte Stellung gegeben. Von ihren Geistesschätzen haben unsere Stifter verschwenderisch ausgetheilt und deswegen so anregend und befruchtend auf ihre Zeit und Arbeitsgenossen gewirkt.

Wo Volkmann lebhaft und ungestüm in die Discussion griff und mit einem Worte, oder einem kurzen Satze den Kern der Sache traf, da riß er die Versammelten mit und nach sich und hatte Die, denen an der Sache lag, auf seiner Seite. Wo Billroth in großen Zügen den Gang seiner Gedanken bei der Eroberung neuer Gebiete für die Kunst des Chirurgen entrollte, da hing nicht nur der Hörer mit lautloser Aufmerksamkeit an seinem klaren, ungeschminkten Vortrage, da fühlte er sich sogar mitten in die kühnen Pläne des großen Operateurs versetzt und erfüllt von Lust und Streben, ihm nachzueifern.

Und neben diesen Beiden, den damals Jungen in der Chirurgie, saßen im ersten Bureau der Gesellschaft Victor von Bruns und Wilhelm Baum. die Vertreter einer älteren Zeit, von denen Bruns durch einen Fleiß, wie ein solcher bis dahin unerhört gewesen war, ein Werk geschaffen hatte, welches eines der schwierigsten Capitel in der Chirurgie von Grund aus behandelte, und Baum, als ein Muster von Gelehrsamkeit und Kenntniss des Alten, das Erbe August Richters in Göttingen verwaltete.

Die sind Alle dahingegangen — sie Alle, welche die Saat ausstreuten, aus der der Baum der modernen Chirurgie, von dessen Früchten wir zehren, hervorsproß und zu stolzer Höhe erwuchs.

Der Tod hat reiche Ernte unter uns gehalten. Von 130 Chirurgen, bei welchen der Aufruf Anklang fand, leben als Mitglieder unserer Gesellschaft nur noch 50, deren Mehrzahl wir heute haben zu uns treten sehen.

(Es folgt der Nachruf auf THIERSCH, v. BARDELEBEN, GRAF und weitere 10 Mitglieder.)

Erlauchte Geister sind es, welche unsere Wissenschaft und Kunst auf eine höhere Stufe heben. Die Entdeckung, die unseren Blicken eine neue Welt und unserem Handeln eine neue Bahn erschließt, ist stets das Werk eines Einzelnen gewesen, eines Königs, der den Kärrnern Arbeit in Fülle gab, ob ihm nun die herrliche Frucht erst nach mühsamem, lebenlangem Ringen, oder in der Eingebung eines glücklichen Augenblickes zufiel. AMBROISE PARÉ und ANDREAS VESAL, JEAN LOUIS PETIT und JOHN HUNTER, LISTER und BILLROTH heißen die Marksteine in der Entwicklungsgeschichte der Chirurgie.

Wie dann da die Gründung einer Gesellschaft und ihre Tätigkeit anders als nur äußerlich wirken! Raum aber und Licht und Mittel zur chirurgischen Arbeit haben uns die deutschen Staaten, deren Bürger wir sind, auf das reichste und beste geboten.

(Anschließend würdigte v. B. den Um- und Neubau fast aller chirurgischen Kliniken seit 1870/71, die Erbauung zahlreicher „Krankenpaläste“ in den verschiedensten Städten.)

Aber unsere Gesellschaft hat viel größere Aufgaben.

Sie ist die Hüterin der Geschichte deutscher Chirurgie. Zu keiner Zeit hat es in Deutschland eine Körperschaft gegeben, die, so wie unsere, ausnahmslos jeden deutschen chirurgischen Fachmann in sich schloß, — was in ihr geschehen ist, giebt das Gesehene in dem Gesammtgebiete deutscher Chirurgie wieder. Hier ist für sie der Brennpunkt und die Sammelstätte.

Die 24 Bände unserer Verhandlungen sind eine ebenso sichere als reiche und willkommene Quelle für jeden, der ein Kapitel oder das Gesamtgebiet der Chirurgie bearbeiten will, eine Quelle, die um so ergiebiger fließt, je mehr man aus ihr schöpft. Ohne sie kann weder diesseits noch jenseits des Oceans ein chirurgisches Werk geschrieben werden.

(Es folgt die Verleihung des „Diploms“ als Ehrenmitglied an den seit Bestehen der Gesellschaft als „ständiger Schriftführer“ fungierenden ERNST GURLT, der Dank für die Stiftung der Bilder der Ehrenmitglieder und der Vorsitzenden der ersten 25 Jahre.)

Wenn unsere Gesellschaft so glücklich gewesen ist, schon in dem ersten Vierteljahrhunderte ihres Bestehens auf weite und maßgebende Kreise unseres Volkes Einfluß zu gewinnen und sich versichert zu halten der tatkräftigen Unterstützung so hervorragender Chirurgen, als es ihre Ehrenmitglieder sind — so hat sie damit schon ihre Berechtigung und Bedeutung erwiesen. Daß sie aber viel mehr noch soll und kann — ist unser aller Überzeugung.

Die Reinheit unserer chirurgischen Lehre ist ihr anvertraut. Die Staatsinstitute besitzen dazu nicht die nöthige Unabhängigkeit, sie haben

Rücksichten zu nehmen, die wir nicht kennen und die an uns nicht zu treten vermögen. Trotz aller Lauterkeit und allem Ernst ihrer Sorgen um das Gedeihen und die Förderung der Chirurgie können sie nicht über diejenige Sachkenntnis verfügen, die wir, als eine Genossenschaft aller Sachverständigen des Reiches an und für sich schon besitzen.

Was Frankreich in seiner Academie der Medicin und Chirurgie nun schon anderthalb Jahrhunderte lang sein nennt, und was auf das chirurgische Wissen und Können der ganzen Welt einen so gewaltigen Einfluß geübt hat, das kann für die Chirurgie aus sich heraus unsere Gesellschaft dem Reiche schaffen. Hier wirken nebeneinander die schöpferische Kraft des Einen und das vorwiegend kritische Talent des Andern, das technische Geschick neben dem wissenschaftlichen Sinn und nichts Anderes ist Aller Triebfeder, als das Interesse für eine rein wissenschaftliche Chirurgie. Keine Schule wird hier gemacht, wie sie der einzelne Lehrer aus den ihm huldigenden Schülern bildet, denn die Vereinigung unabhängiger und gleichstehender Männer zu gleichem Zwecke und Ziele wirkt ganz anders, sie schafft, erhält und stärkt die Kritik. Wo die Verschiedenheit der Anschauungen, Meinungen und Überlegungen sich trifft, da wird die Kritik geboren, diejenige Kritik, welche die Form und Methode der fachwissenschaftlichen Forschung bestimmt, hegt und pflegt. Giebt man das zu, so wird man den chirurgischen Gesellschaften der fünf großen Nationen, die in ihren Vertretern heut sich hier die Hand reichen, auch zuerkennen, daß sie es sind, welche den Verfall unserer Wissenschaft unmöglich machen.

Die Neigung zu corporativen Verbänden, welche man für eine mittelalterliche und verwerfliche hielt, hat sich in unserer Zeit überall wieder geregt. Das ist begreiflich. Wo der Staat Alles, die einzelnen Bevölkerungsklassen aber so gut wie nichts für sich thun sollen, geht das Gefühl der Verantwortung für das eigene Gedeihen verloren. Keine Körperschaft bedarf eines solchen aber mehr als eine gelehrte. Schon deswegen ist eine selbst regierende und selbstständig für sich sorgende Gesellschaft, wie unsere, eine zeitgemäße. So mag es gekommen sein, daß das Beispiel des Royal College of Surgeons of England, das seit 1745 sein Selfgovernement in der Erteilung der chirurgischen Lizenz, in der Mitgliedschaft, in der Verwaltung seines Vermögens und seiner Institute ausübt, anfing, jenseits der Grenzen Großbritanniens wieder aufgesucht zu werden.

1872 ist unsere Gesellschaft in Deutschland gestiftet worden, die erste allgemeine deutsche wissenschaftliche Gesellschaft im deutschen Reiche, das seine Naturforscher und Aerzte bisher nur in der Academia Leopoldina Carolina und in den Wanderversammlungen der Okenschen Stiftung vereinigt gesehen hatte. 1883 bildete sich die amerikanische chirurgische Gesellschaft, 1885 die französische, und weiter die nach Pirogoff benannte russische und die italienische chirurgische Gesellschaft. Alle diese Gesellschaften feiern mit uns den heutigen Tag, indem sie zu uns hervorragende Mitglieder als Deputirte delegirt haben.

(Die Delegierten werden einzeln begrüßt, desgleichen die Vertreter deutscher medizinischer Vereine, vor allem der Berliner Medizinischen Gesellschaft.)

Die Erwerbung der Stätte, auf welcher wir heute versammelt sind, wäre uns nicht möglich gewesen, wenn wir nicht mit der medizinischen Gesellschaft Berlins uns hätten über die Verwendung der Gelder einigen können, welche aus der von ihr inaugurierten Sammlung für ein Denkmal LANGENBECKs zusammengekommen waren. Dank ihrem Vorsitzenden RUDOLF VIRCHOW war es leicht, eine solche Vereinigung zustande zu bringen und das Gebiet der gemeinsamen Interessen an diesem Besitze zu gegenseitiger Zufriedenheit zu ordnen. Wir empfinden es als eine besondere Gunst, daß wir heute in dem Delegirten der Berliner medicinischen Gesellschaft den berühmtesten Pathologen der Welt unter uns sehen und ihm sagen dürfen, daß, was er gefunden, unsere Gesellschaft bemüht sein wird, so getreulich wie heute, auch in weitester Zukunft für unsere Kunst und unser Können festzuhalten und weiter zu entwickeln.

Im Anschluß an die Begrüßung VIRCHOWS widmet v. B. noch Worte an die Vertreter der Ministerien und sonstigen Behörden, an solche der Armee, des Roten Kreuzes, an den Oberbürgermeister von Berlin, den Rektor der Universität und andere Gönner der Gesellschaft.

Meine Herren Kollegen und Mitglieder der deutschen Gesellschaft für Chirurgie! Wir haben in den letzten 25 Jahren zwei große Schritte in unserer Organisation weiter getan, indem wir die Rechte einer Corporation 1889 erhielten und 1890—1891 uns das eigene Heim, das Langenbeck-Haus erbauten.

Aber nicht die Rechte, die jemand genießt und die Gaben, die er erhalten hat, sondern die Pflichten, die er sich auferlegt und die er ausübt, geben ihm seinen Wert. Gern würde ich unseren hoch und warm verehrten Gästen eine Übersicht dessen geben, woran wir unsere Kräfte gesetzt haben und darüber berichten, wie gerade das Zusammenarbeiten und der mündliche Austausch der Ideen die schnelle Verbreiterung des antiseptischen Verfahrens in unseren vaterländischen Hospitälern bewirkt hat, wie hier die ersten Mitteilungen über die Eroberung neuer Gebiete für die operative Chirurgie: die Esmarchsche Methode der Blutleere, die Exstirpation der Niere, die des Kehlkopfes, die Resektion des Magens, die zahlreichen neuen Operationen am Darm, an den Gallenwegen, die Erweiterungen der operativen Gynäkologie, die Kropfexstirpation, die Operationen an der Pleura, am Hirn, die Lehre von der Localtuberkulose und den Wundinfektionen zum Vortrage gekommen sind. Nur weniges von diesem, aber gerade das, worin ich glaube, daß deutsche Chirurgen vorangegangen sind, soll in den sechs Festvorträgen, zu denen noch einer von Herrn OLSHAUSEN und einer von Herrn JÜRGENS kommen, während der nächsten Sitzungen hier dargestellt, und von denen Ihnen vorgeführt werden, die selbst auf dem betreffenden Gebiete den Lorbeer sich geholt haben.

Mit dem Danke an diese Männer, unsere Festredner, schließend, möchte ich nur einen Wunsch noch Deutschlands Chirurgen mit auf den Weg in die Zukunft geben, daß immer kraftvoller sich der Trieb nach einer corporativen Gestaltung ihres Lebens äußere, und, wie Langenbeck einst sagte, unermüdlich von ihr im Kampf gegen Krankheit und Leiden unserer Mitmenschen fortgefahren und gestritten werde, damit zu deren Heile Neues und Gutes sich häufe und bewähre. Dann bleiben auch wir stets Mehrer im Reiche der Menschlichkeit.

Meine Herren, wir treten jetzt in die Tagesordnung ein, die mit den Festvorträgen beginnt. Es haben mehrere unserer verehrten Gäste die Absicht gehabt, mit Glückwunschworten uns zu nahen. Wir haben diese Glückwünsche angenommen und fühlen sie in unserem Herzen nach. Ich spreche Ihnen, hochverehrte Gäste des Auslandes wie Inlandes, den Dank dafür aus, daß Sie hier erschienen sind. Durch Ihr Erscheinen haben Sie uns das beste Zeichen Ihrer Gesinnung gegen uns gegeben.

Von den Unterlagen der 25. Tagung ist nichts mehr erhalten als der handschriftliche Bericht, den v. Bergmann in das Buch „Vertrauliche Mittheilungen für den ersten Vorsitzenden . . .“ (s. S. 9) eintrug. Da es der erste ausführliche *Abschlußbericht* eines Vorsitzenden ist, sei er, auch des Vergleichs wegen mit späteren Berichten, ohne Kürzung hier gebracht.

2. *Abschlußbericht* v. Bergmanns:

„Die Original-Papiere, welche die Verleihung der Corporations-Rechte an die Deutsche Gesellschaft für Chirurgie enthalten, sind im Bücherschrank derselben, im Zimmer des Präsidenten aufbewahrt.

Der § 16 der Statuten bestimmt, daß gleichzeitig mit dem Congress der Vorsitzende zu einer General-Versammlung einzuladen hat. Es ist daher ausdrücklich in den während des Januar zu versendenden Einladungen hervorzuheben, daß der erste Nachmittag des dritten Sitzungstages als General-Versammlung gelte. Da die General-Versammlung über alle Vermögens-Verhältnisse zu entscheiden hat (§ 13) ist darauf zu achten, daß sie in den Einladungen hervorgehoben wird, sonst hat sie keine Gültigkeit (§ 16). Auch muß spätestens 4 Wochen vor dem Zusammentritt der General-Versammlung i.e. des Congresses den Mitgliedern Anzeigedrucke gemacht werden, daß Statutenveränderungen vorgeschlagen werden sollen und welche (§ 17).

Über die Feier des 25. Congresses vom 26.—30. Mai 1896 geben die in einer eigenen Mappe im Archiv der Gesellschaft aufbewahrten Schriftstücke und Drucksachen Nachricht.

Die Anzeige über den Zusammentritt des Chir.-Congresses machte ich Ihren Majestäten, Kaiser und Kaiserin,

der Kaiserin Friedrich,

dem Prinzen Friedrich Leopold, der bei der Einweihung des Langenbeck-Hauses den Kaiser vertreten hatte;

dem Kultusminister.

Die Einladungen ergingen: an die Majestät und an die in die Liste der Ehrengäste aufgeführten Personen. Außerdem waren eingeladen: Excellenz v. Geissler und Geheimrat Velten (Bonn). Beide hatten abgesagt, ebenso der Rector Magnificus, der Oberbürgermeister von Berlin Zelle machte das Fest im Krollschen Etablissement mit. Die Einladungen an den Präsidenten des Reichstags und für das Krollsche Fest an den Direktor des Reichstagsgebäudes, Geheimrat Knaak, ergingen auf Grund des von ihnen bewilligten Reichstagsgebäudes für den Empfang und die Begrüßung der Gäste. Wegen ihrer Mitwirkung an dem Feste bei Kroll waren an den Dichter Wolf und den Generalintendanten der Kgl. Schauspiele, Excellenz Graf Hochberg Einladungen ergangen. Die übrigen Einladungen geschahen auf Beschluß der Ausschuß-Sitzung, welche am 8. Mai im Langenbeck-Haus tagte.

Es ist bei dem großen Geschäftskreis der Gesellschaft, namentlich aber bei der ihr obliegenden Vermögens-Verwaltung notwendig, daß ein Mal im Jahr wenigstens der Ausschuß zu einer besonderen Sitzung zusammentritt, wie das ursprünglich schon von den Stiftern der Gesellschaft in Aussicht genommen war. Es empfiehlt sich, als Sitz der Verhandlungen das Langenbeck-Haus, weil dort das Archiv liegt, in dem jederzeit nachgeschlagen werden kann. Über die Verhandlungen der Ausschuß-Sitzungen muß ein Protokoll aufgenommen werden, da sonst vieles vergessen oder mißverstanden wird.

Die Kaiserin empfing am Donnertag den 28. Mai mittags in Potsdam die Herren:

Harrison und Langton aus London,

Ollier, Guyon und Picqué aus Frankreich,

Bottini und d'Antona aus Italien, . . .

Sklifossowski aus St. Petersburg,

König, v. Esmarch, Gussenhauer, Schede, Czerny, Angerer, Bruns, Wagner, Küsterer, Hahn,

Chrobak, Vertreter der Gynäkologischen Gesellschaft aus Wien, v. Coler sowie den Präsidenten und ersten Schriftführer.

Eingeladen waren auch Sir Spencer Wells, Halsted, Socin und Soltmann, welche theils schon fortgereist, theils durch Krankheit (Halsted) sich entschuldigen ließen, theils durch Mißverständnisse die Einladung nicht erhalten hatten. Kammerherr v. d. Knesebeck besorgte die Liste der Einzuladenden und stellte die Herren der Kaiserin vor."

IV. DIE 50. TAGUNG (1926)

Vorsitzender: WERNER KÖRTE *(Berlin)*

Als die Gesellschaft das 25jährige Jubiläum feierte, lebten von den 130 Gründern noch 30. TRENDELENBURG gehörte zu den vier Gründungsmitgliedern, die, wie er schreibt, „die Sonne über dem 50. Stiftungstage aufgehen sahen". Es war der 7. April 1926 gewesen. „Nicht wie vor 25 Jahren in Festesjubel wurde der Gedenktag gefeiert, sondern in stiller Rückerinnerung und unter dem Drucke ernster Sorgen um die Zukunft des Vaterlandes."

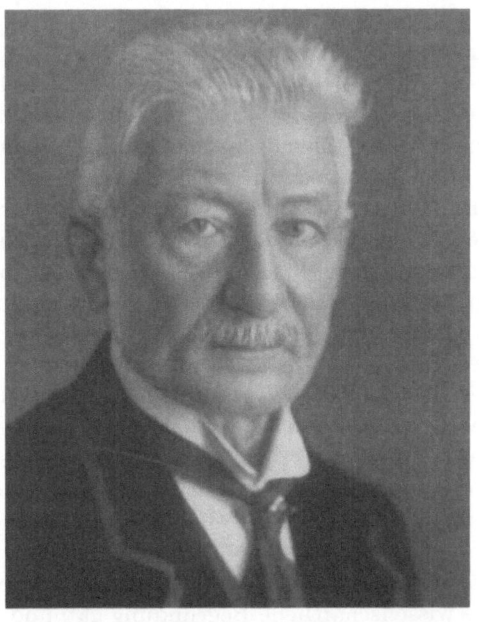

Abb. 13. WERNER KÖRTE. Als Nachfolger GURLTs ab 1899 1. (ständiger) Schriftführer bis 1930. Vorsitzender der 35. Tagung (1906) und der 50. Tagung (1926). 1911 Ehrenmitglied, 1930 nach v. LANGENBECK als erster und einziger deutscher Chirurg zum Ehrenvorsitzenden gewählt

*1. Aus der Festrede**

Die 50. Wiederkehr unserer Tagungen ist wohl dazu angetan, einen Blick auf die *Vergangenheit* zu richten, uns daran zu erinnern, wie unsere Vereinigung entstanden ist, und was in diesem Zeitraum in ihr und von ihr geleistet worden ist.

Schon die Tatsache allein, daß sie, ganz auf sich selbst gestellt, über 50 Jahre lang zusammengehalten hat durch alle Stürme, die in der Zeit über unser Vaterland hinweggebraust sind, daß sie aus kleinen Anfängen von 130 bis auf etwa 2500 Mitglieder stetig angewachsen ist und heute wohl alle umfaßt, die in deutschen und uns befreundeten Ländern Chirurgie treiben, das alles spricht wohl dafür, daß sie einem Bedürfnis entsprungen ist und reichen Anklang gefunden hat.

* Arch. klin. Chir. **142**, 3 (1926).

Auf Anregung von Gustav Simon in Heidelberg wendeten sich mit ihm Bernhard von Langenbeck und Richard von Volkmann 1872 an die deutschen Chirurgen, um, wie es in deren Aufruf heißt:

„*Bei dem stets wachsenden Umfang unserer Wissenschaft eine Einigung der chirurgischen Arbeitskräfte anzubahnen, den Austausch von Ideen zu erleichtern und durch gemeinsame Arbeit die Wissenschaft zu fördern.*“

Diese trefflichen Worte haben gezündet und haben unser Leitziel gebildet bis jetzt.

Es war damals eine *große Zeit* für unser Vaterland. Unter der ruhmvollen Regierung Kaiser Wilhelms I. war durch hervorragende Staatsmänner und Führer sowie durch die Tüchtigkeit des von diesen geleiteten Volkes die lang ersehnte Einigung der deutschen Stämme zustande gekommen, ein frischer Aufschwung war danach auf allen Gebieten des Lebens eingetreten. Das Gedächtnis an diese Zeit wird allen, die sie miterlebten, unvergeßlich sein, und die Erinnerung daran stärkt uns in den jetzigen schweren Verhältnissen.

Gleichzeitig damit setzte auch für die Chirurgie ein *Heroenzeitalter* ein. Männer wie die genannten 3 Stifter, denen sich Billroth, der Begründer der modernen Chirurgie, Thiersch und andere bedeutende Vertreter unseres Faches zugesellten, erhoben die noch junge deutsche Chirurgie zu einer geachteten, ja bald führenden Stellung in der Welt.

Durch ein glückliches Zusammentreffen drang im Anfange der siebziger Jahre Listers große Entdeckung durch, welche die Besiegung der Erbfeinde der Wundheilkunst, der Wundinfektionskrankheiten, uns bescherte und den Operationen eine bis dahin nicht erreichte Sicherheit des Erfolges verlieh. Von den Landsleuten Listers vielfach verkannt und angezweifelt, wurde sein Verfahren, die antiseptische Wundbehandlung, durch die tatkräftige Mitarbeit deutscher Ärzte, allen voran durch Richard v. Volkmann, mächtig gefördert und zu allgemeiner Anerkennung gebracht. Ein deutscher Forscher, Robert Koch war es, der die wissenschaftliche Begründung gab und als einen weiteren Fortschritt die *Asepsis*, die keimfreie Wundbehandlung, anbahnte, mit der noch heute alle Chirurgen der Welt arbeiten.

Durch das Zusammenwirken der günstigen Zeitumstände mit den genannten Entdeckungen und durch die großen Männer, welche sie zu benutzen und weiter auszubauen verstanden, blühte die Chirurgie empor wie nie zuvor; sie wurde in den Stand gesetzt, helfend und heilend einzuwirken in bis dahin nicht bekannter Weise. Das *Arbeitsgebiet* wuchs, es gab bald kein Organ des menschlichen Körpers mehr, welches dem chirurgischen Eingriff sich entzog.

In das *zweite Vierteljahrhundert* traten wir 1897 ein mit fast 800 Mitgliedern und als Besitzer des älteren 1892 eingeweihten *Langenbeck-*

Hauses, welches wir gemeinsam mit der Berliner Medizinischen Gesellschaft benutzten.

Aus dem reichen Inhalt unserer Verhandlungen dieser Periode kann ich nur einen kurzen Überblick über das Wichtigste geben, was neu hinzugekommen ist.

Ich nenne die von L. Rehn 1896 zuerst erfolgreich ausgeführte Naht einer *Herzwunde,* der sich dann 1907 die Operation zur Lösung von *Herzbeutelverwachsungen* und wichtige Anregungen für die Behandlung des *Basedow-Kropfes* und der *Thymusdrüse* anschlossen.

Daß auch die Verwundungen der größten *Hauptschlagadern* zur Heilung gebracht werden können, zeigten die erfolgreichen Eingriffe von H. Braun an der Aorta (1909), v. Eiselsberg und Heile an der

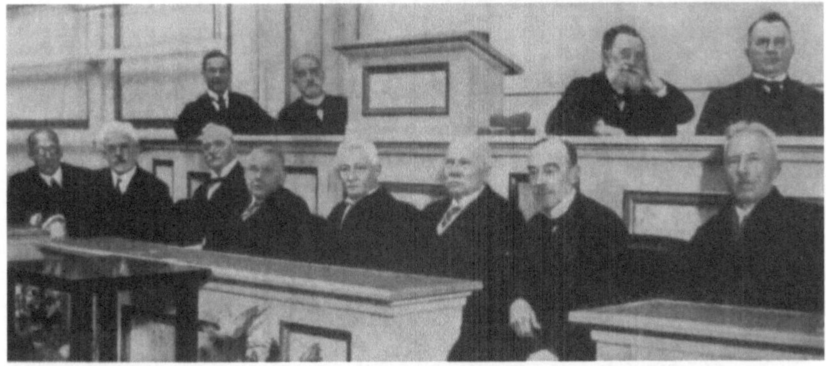

Abb. 14. Blick auf den „Vorstandstisch" im Großen Sitzungssaal des Langenbeck-Virchow-Hauses, Berlin, während der 50. Tagung 1926. Obere Reihe; Perthes, Küster, Köhler, Nordmann. Untere Reihe: Sauerbruch, v. Eiselsberg, Enderlen, Borchard, Körte, Kümmell, W. Müller, H. Braun

Lungenvene. Trendelenburg entwickelte 1908 den wohldurchdachten, kühnen Plan, die gefürchtete Verstopfung der Lungenarterie, welche meist zum Tode führte, durch Einschnitt in das Gefäß und Entfernung des Thrombus zu heilen. Er erlebte noch die Freude, daß es nach manchen vergeblichen Versuchen Kirchner nach seinen Angaben 1924 gelang, durch Operation eine Kranke dem sicheren Tode zu entreißen und die Geheilte ihm vorzustellen.

Die großartige Entdeckung Conrad Röntgens gewährte uns vorher ungeahnte Einblicke in das Innere des Körpers, stellte die Lehre von den *Knochenbrüchen* und *-erkrankungen* auf eine neue Grundlage, ermöglichte eine sichere Erkennung der *Lungenerkrankungen* wie später der *Gehirn-* und *Rückenmarks-Tumoren,* und schuf neue noch nicht abgeschlossene Bahnen für die Behandlung *bösartiger Geschwülste.* Es ist ein leuchtendes Beispiel dafür, daß eine zu rein wissenschaftlichen Zwecken unternommene physikalische Untersuchung den größten Einfluß auf die Chirurgie ausüben konnte.

Auf Anregung durch MIKULICZ schuf SAUERBRUCH das *Druckdifferenzverfahren* und bahnte eine neue Ära der Lungen- und Thoraxchirurgie an, die er und seine Schüler mit größtem Erfolg weiter ausbauten.

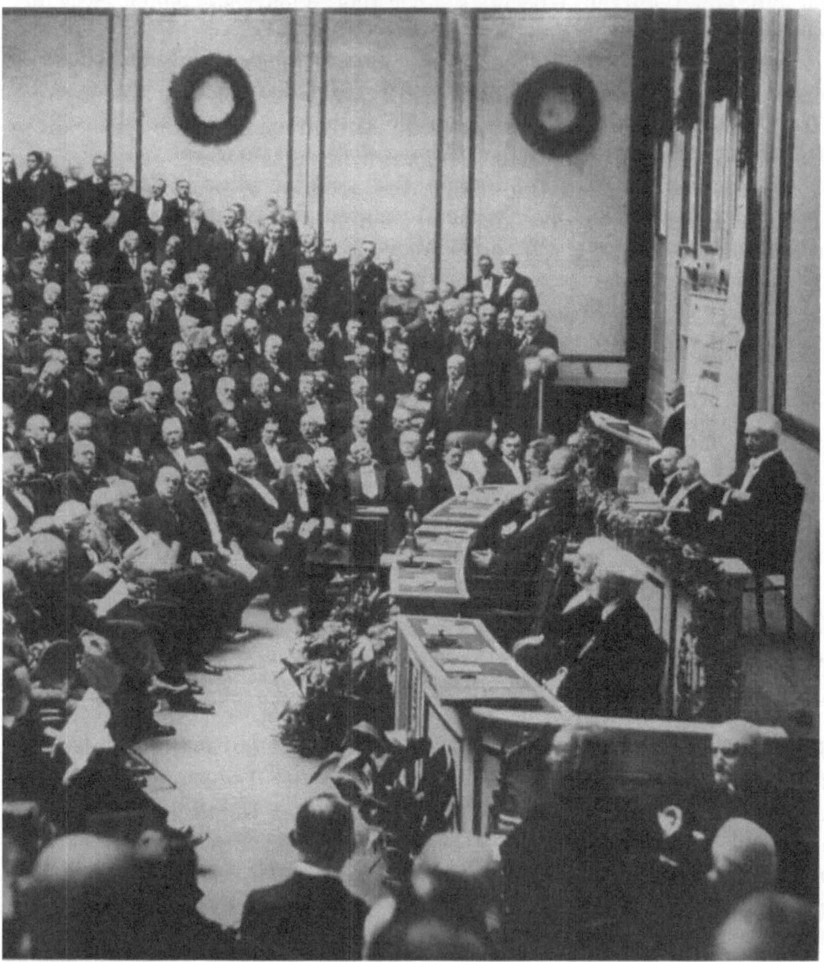

Abb. 15. Blick in den großen Saal des Langenbeck-Virchow-Hauses in Berlin am Eröffnungstage (7. April 1926) der 50. Tagung der Deutschen Gesellschaft für Chirurgie. Vorsitzender WERNER KÖRTE

Große Fortschritte sind gemacht in der *örtlichen Betäubung* der schmerzleitenden Nervenstämme durch die Arbeiten von H. BRAUN, KAPPIS u. a. Die Verwendung der allgemeinen Narkose wurde dadurch besonders bei Eingriffen im Oberbauch eingeschränkt. Die Chirurgie des *Sympathicus* wurde durch KÜMMELL, BRÜNING u. a. angeregt, die Fragen sind noch heute im Fluß.

Nicht minder hat die *Wiederherstellungschirurgie*, die Transplantationen der verschiedenen Gewebe, ja auch von Organen und Gelenken unsere Aufmerksamkeit in Anspruch genommen. Durch die Arbeit von LEXER und seinen Schülern, von PAYR, ENDERLEN, KÜTTNER u. a. wurden diese Fragen besonders gefördert.

Es möge dieser kurze, keineswegs erschöpfende Überblick der wichtigeren neuen Aufgaben, die uns im verflossenen zweiten Vierteljahrhundert beschäftigt haben, genügen, um zu zeigen, daß frisches Leben und Vorwärtsstreben in unseren Verhandlungen pulsierte.

Es trat im allgemeinen das Bestreben hervor, nicht an der *Technik* hängenzubleiben. Die früher so viel besprochene *Bakteriologie* trat mehr in den Hintergrund. Dagegen strebte man immer weiter fortzuschreiten in der Erkenntnis der *Lebensvorgänge* des kranken Körpers.

Die Fortschritte der *physiologischen Chemie*, der *Serologie*, der Lehre von den *Blutkrankheiten* sowie die gesteigerte Aufmerksamkeit auf die Tätigkeit der *endokrinen Drüsen* ohne Ausführungsgang brachten es mit sich, daß neue, tiefer eindringende Untersuchungsmethoden vor dem blutigen Eingriff in den Organismus gefordert wurden. Die Erfahrungen und Forschungen der *inneren Heilkunde* strahlten befruchtend auf die Chirurgie über.

Das Studium der uns umgebenden *Naturkräfte:* Sonnenlicht, Wärme, frische Luft, Höhenklima und deren Einwirkung auf den menschlichen Körper regten dazu an, sie heranzuziehen zur Behandlung von Krankheitsvorgängen, welche früher meist durch chirurgische Maßnahmen bekämpft wurden. Die Hinneigung zu der *erhaltenden konservativen* Chirurgie trat mehr hervor, auf deren Wichtigkeit schon LANGENBECK nachdrücklich hingewiesen hatte, indem er sagte: *Es ist verdienstlicher, eine Operation unnötig zu machen, als eine neue zu erfinden.*

Das Anwachsen des Stoffes in die Breite wie in die Tiefe, die Vermehrung der Mitarbeiter wie des Arbeitsgebietes führte zu einer fortschreitenden *Arbeitsteilung*, da der einzelne nicht mehr alles übersehen konnte, und so kam es zur Entstehung von *Sondergruppen*, Orthopäden, Urologen, Röntgenologen, die sich von der großen Vereinigung abzweigten, um sich ganz der Arbeit in speziellen Gebieten zu widmen.

Das hat den Vorteil, daß die Vertiefung in ein engeres Arbeitsfeld zu einer Erhöhung der Leistungen führen kann — aber es kann auch Nachteile haben, wenn es zu einem Virtuosentum der Technik ausartet und dabei der Zusammenhang mit dem Ganzen sich lockert.

Unsere Gesellschaft hat es stets als ihre Aufgabe betrachtet, das ganze große Gebiet der Chirurgie zusammenzufassen, ihren Mitgliedern die neuen Errungenschaften auf den Sondergebieten zugänglich zu machen und den Vertretern dieser letzteren den Zusammenhang mit den großen allgemeinen Grundsätzen der Chirurgie aufrecht zu erhalten. Sie hat der

Kritik, der freien Aussprache über die strittigen Fragen des Tages, stets breiten Raum gewährt; v. BERGMANN hat das in den Worten zusammengefaßt: „*Die Reinheit der chirurgischen Lehre ist ihr anvertraut*". Gar mancher Auswuchs ist dabei beschnitten und auf das richtige Maß zurückgeführt. Aber wir dürfen auch sagen, daß sie darin niemals zu weit gegangen ist, daß in großen und allgemeinen Fragen niemals ein wesentlicher Irrtum begangen worden ist. Das *wirklich Gute* hat sich stets, wenn auch oft unter Kämpfen, durchgesetzt, widerstrebende Meinungen haben sich auf einer mittleren Linie geeinigt.

Auch in unseren *äußeren Verhältnissen* hat sich insofern eine Änderung vollzogen, als die Räume unseres alten Heimes dem Anwachsen der Mitgliederzahl nicht folgen konnten; drückender Raummangel trat seit 1906 immer mehr hervor, eine Erweiterung durch Umbau erwies sich als unmöglich. Dreimal mußten wir unsere Tagungen in anderen größeren Sälen abhalten. Im Jahre 1910 trat unsere Schwestergesellschaft, die Berliner medizinische Gesellschaft, an uns heran mit dem Vorschlag, gemeinsam ein neues größeres Heim zu erbauen. Nach langwierigen Unterhandlungen kam es Ende des Jahres 1913 zu der Vereinigung beider Gesellschaften in der Langenbeck-Virchow-Haus-Gesellschaft und zur Erbauung des Hauses, in welchem ich die Ehre habe, Sie heute zu begrüßen.

Die Stürme des *Weltkrieges*, welcher so unerwartet über uns hereinbrach, führten unsere Mitglieder für mehr als vier Jahre auseinander. Sie eilten dahin, wohin sie gehörten, in die Reihen des Heeres, um dort ihre Pflicht zu erfüllen, den tapferen Verteidigern des Vaterlandes Hilfe zu leisten. Es trat infolgedessen eine mehrjährige Lücke in unseren Tagungen ein.

Der *Krieg*, der gewaltige Beweger des Menschengeschlechts, hat, wie schon HOMER es bezeugt, stets die Chirurgie schätzen gelehrt und hat andererseits ihre Weiterentwicklung gefördert, indem er sie vor immer neue Aufgaben gestellt hat, denn jeder Krieg hat neue Kampfmittel, neue Arten der Kriegsführung mit sich gebracht.

So hat uns auch der Weltkrieg in vielen Punkten neue Erfahrungen gebracht und in manchem zum *Umlernen* genötigt. Die enorme Steigerung der Wirkung moderner Handfeuerwaffen, besonders aber die Verwendung der schwersten Artilleriegeschosse erforderte in ausgedehntem Maße die Benutzung der *Erddeckung*. Sehr bald mußten wir erkennen, daß auch die Schußwunden mit kleinem Ein- und Ausschuß nicht immer als keimfrei zu betrachten seien; in viel höherem Grade war das bei den schweren, die Gewebe zermalmenden Granatsplitterwunden der Fall. Die Geschosse drangen eben sehr oft mit Erdkeimen beladen in den Körper ein und führten zu schweren Infektionen, die in den gequetschten Geweben einen günstigen Nährboden fanden. Wir lernten das bisher selten beobachtete, furchtbare Krankheitsbild des *Gasödems* kennen und mußten zu einer eingreifenderen Behandlung dieser Wunden übergehen, wie GARRÈ das zuerst 1915 ausgesprochen hat im Sinne vieler.

Gegen den *Wunsdtarrkrampf*, der im Anfang des Krieges schwere Opfer erforderte, besaßen wir in dem von BEHRING entdeckten *Tetanusantitoxin* ein kostbares Mittel, welches durch vorbeugende Einspritzung aller Verwundeten den Ausbruch der Krankheit fast sicher verhinderte.

CONRAD v. RÖNTGENs Geist ist die Entdeckung der den Körper durchdringenden Lichtstrahlen entsprungen, die wir nach seinem Namen benennen, während die Gegner sie als X-Strahlen zu bezeichnen pflegen. Ihre lichtspendenden Wirkungen, welche uns den Zustand der Knochenverletzungen sowie den Sitz steckengebliebener Fremdkörper erkennen ließen, haben bei Freund und Feind unzähligen Verwundeten zum Heile gereicht.

Den Arbeiten ROBERT KOCHs verdanken wir es, daß wir durch die Anwendung des kochenden Wassers und der strömenden Dampfes die Verbreitung der Wundinfektionskrankheiten verhindern konnten, die in früheren Kriegen in den Lazaretten, von einem zum anderen fortkriechend, zahlreiche Verwundete dahingerafft hatten. Derartige Wundkrankheitsepidemien haben wir in diesem Kriege nicht gesehen.

So sind es die genannten drei deutschen Gelehrten: BEHRING, RÖNTGEN, KOCH — von denen keiner ein Fachchirurg war —, denen wir die größten Erfolge in der Kriegschirurgie verdanken. Wenn es nach v. SCHJERNINGs „Ärztlichen Erfahrungen im Weltkriege" gelungen ist, von der ungeheuren Zahl von über vier Millionen Verwundeten 86—94% der in Lazarettbehandlung aufgenommenen Krieger wieder *dienstfähig* zu machen, so darf die Chirurgie sich auch einen bescheidenen Teil des Verdienstes zurechnen daran, daß es dem deutschen Volke gelungen ist, mehr als 4 Jahre den übermächtigen Gegnern zu widerstehen.

Es kam dann die *Nachkriegszeit*, welche durch die Hungerblockade und deren mannigfache Nachwirkungen schwer auf unserem Volke gelastet hat und teilweise noch heute lastet. Nur langsam kehrte die Ordnung zurück, so daß wir erst nach 6jähriger Pause daran denken konnten, unsere Tagungen wieder aufzunehmen. Es gelang zu Ostern 1920 der Energie unseres damaligen Leiters, unseres Ehrenmitgliedes AUGUST BIER, die Mitglieder noch während der letzten Zuckungen der Revolution wieder zusammenzurufen. Und sie kamen, trotz aller entgegenstehenden Schwierigkeiten im Verkehr, in der Unterkunft wie in der Ernährung, und bewiesen, daß sie gesonnen waren, die *Allhelferin*, die Arbeit, mit allen Kräften und unermüdlichem Fleiß wieder aufzunehmen.

So lebt auch in uns der feste Wille, daran mitzuwirken an unserem Teile, daß die uns jetzt bedrückenden Nöte besseren Zeiten weichen.

Es gibt nur ein Mittel dazu: das ist die einigende, nicht nachlassende *Arbeit* aller. Jeder einzelne muß auf dem Platze, auf den er gestellt ist, nach besten Kräften sich bemühen, seine Schuldigkeit zu tun, wie das die Großen unter unseren Fürsten dem Volke gelehrt haben. Dann muß es gelingen, das von unseren Vorfahren überkommene hohe Erbe, das *Ansehen* der deutschen Chirurgie, zu bewahren und weiter zu mehren.

Der Festrede des Vorsitzenden folgten 2 „*Festvorträge*":

v. Eiselsberg (Wien): Probleme der Gehirn- und Rückenmarkschirurgie.

E. Rehn (Düsseldorf): Chirurgie und Organfunktion.

Die beiden *Hauptvorträge* hielten:

M. Kirschner (Königsberg): Die Behandlung der eitrigen freien Bauchfellentzündung.

O. Nordmann (Berlin-Schöneberg): Entwicklung der Dickdarmchirurgie in den letzten 25 Jahren.

An sonstigen *Vorträgen* erscheinen bemerkenswert:

H. v. Haberer (Graz): Gewebeschonung bei Operationen.

O. Pribram (Berlin): Operative Behandlung der Mitralstenose.

V. Schmieden (Frankfurt a. M.): Präcanceröse Erkrankungen des Darmes, insbesondere bei Polyposis.

E. K. Frey (München): Beziehungen zwischen Herzarbeit und Nierentätigkeit.

E. Payr (Leipzig): Plastik an Kugelgelenken.

Die Zahl der *Vorträge* betrug 63. Der Kongreßband schwoll auf 791 Seiten und 109 Seiten im römisch bezifferten Allgemeinen Teil an. Die Zahl der *Mitglieder* war auf 2469 gestiegen.

2. *Abschlußbericht*

Die fünfzigste Tagung unsrer Gesellschaft wurde vom 7. bis 10. April 1926 in festlicher Weise begangen unter sehr zahlreicher Beteiligung der Mitglieder und ausländischer Collegen (Schweiz, Holland, Schweden, Norwegen, Finnland — die Russen waren geladen aber nicht erschienen). Die Zahl der Teilnehmer war so groß, daß sie die Grenzen der Fassungskraft unseres großen Sitzungssaales fast überschritten.

Den jetzigen, schweren Zeiten entsprechend beschränkten sich die festlichen Veranstaltungen auf eine Festsitzung in dem geschmückten Saale mit musikalischer Einleitung, Ueberreichung von Festadressen in künstlerischer Ausführung (s. Verhandlungen in Langenbecks Archiv 142.) und zwei Festvorträgen, sowie auf ein von 520 Personen besuchtes Festmahl, das am 8. April in den sehr schönen Festräumen des Neuen Schöneberger Rathauses Statt fand. ... Das Festessen verlief in sehr gehobener Stimmung in würdiger Weise.

Auch die wissenschaftlichen Vorträge waren der 50sten Tagung angemessen gehaltreich u. lehrreich.

Die Hauptthemata „Peritonitisbehandlung — Kirschner, sowie „Dickdarm-Chirurgie — Nordmann riefen eine sehr ausführliche Aussprache hervor, die von lebhaftem Interesse zeugte.

Ich glaube, wir werden allmälich dazu übergehen müssen, die Verhandlungen im Wesentlichen auf die vom jeweiligen Vorsitzenden angesetzten Themata zu beschränken. Bei der großen Zahl der Mitglieder wird es immer schwieriger, alle Gebiete der Chirurgie auf einer Tagung zu behandeln. Unsere Satzungen geben dem Vorsitzenden unbeschränkte Vollmacht in der Beziehung.

Die Ausgabe von Gastkarten und besonders von Presse-Karten muß aufs Äußerste beschränkt werden, da wir kaum für unsere Mitglieder Platz haben. Der große Saal faßt höchstens 12 bis 1300, die Mitgliederzahl beträgt 2500. Die Gesamtkosten der Festtagung beliefen sich auf rd. 17000 R.Mk., wobei die Kosten für die „Heine Festschrift" (6400 MK) mitgerechnet sind. ...

W. Körte.

Vorsitzender für 1926

V. DIE 51.—74. TAGUNG (1927—1957)
ERÖFFNUNGSANSPRACHEN UND ABSCHLUSSBERICHTE

51. TAGUNG (1927)

Vorsitzender HERMANN KÜTTNER *(Breslau)*

1. *Aus der Eröffnungsrede**

Noch niemals in der Geschichte der Wissenschaft hat ein Zeitraum weniger Dezennien zu einem so ungeheuren Aufschwung, zu einer für die Menschheit so ersprießlichen Gesamtleistung geführt, wie die Chirurgie — und an hervorragender Stelle die deutsche Chirurgie — sie aufzuweisen hat. In kühnem Aufstieg ward die stolze Höhe rasch erreicht, und auf breitester Hochfläche konnten nunmehr alle Kräfte sich frei regen, um den gewaltigen Bau seiner Vollendung nahezubringen. Diese Entwicklung unserer schönen Wissenschaft ist es gewesen, die ihr seit Jahrzehnten die besonderen Begabungen und Talente zugeführt hat, und als ein prognostisch günstiges Zeichen dürfen wir es ansehen, daß darin eine Änderung noch nicht bemerkbar ist, und daß die Chirurgie noch immer für die Jugend die gleiche Anziehungskraft hat wie ehedem.

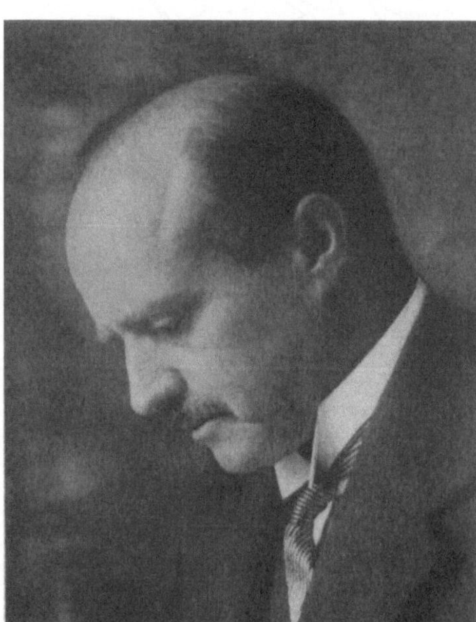

Abb. 16. HERMANN KÜTTNER. Vorsitzender der 51. Tagung (1927)

Zwar hört man hie und da die Meinung äußern, daß unsere Wissenschaft den Höhepunkt schon überschritten habe, daß große neue Dinge hier nicht mehr erreichbar seien. Das aber, m. H., haben vor 100 Jahren auch schon manche wissen wollen, und doch hat einem klugen Mann

* Arch. klin. Chir. **148**, 3 (1927).

nur etwas einzufallen brauchen, und schon eröffneten sich neue Bahnen, aus denen der weitere Fortschritt sich ergab.

Daß eine gesunde Kritik unserer Wissenschaft nur dienlich ist, bedarf keiner Betonung, und doch kann ein Zuviel auch Schaden stiften, und hierin liegt wieder eine, wenn auch minder bedenkliche Klippe unserer Zeit, denn Niederreißen ist einfacher als Aufbauen.

Weit schwerer muß meines Erachtens ein anderes Zeichen unserer Tage genommen werden, das in der Neigung zu persönlicher Reklame, zu rücksichtslosem Gebrauch der Ellenbogen seinen Ausdruck findet. Was wirklich gut ist, bedarf solcher, der deutschen Wissenschaft durchaus wesensfremder Hilfsmittel nicht und hat sich stets noch selber durchgesetzt.

Unser Vertrauen zu dieser durch die Schule gewaltiger Erlebnisse früh zu Verantwortung und Ernst gereiften Generation junger deutscher Chirurgen darf ein großes sein. Mit Befriedigung sehen wir, wie sie neue Probleme suchen, wie sie durch Vertiefung in die Erkenntnisse der medizinischen Nachbardisziplinen und Naturwissenschaften fremde Gebiete sich erschließen und der zunehmenden Schwierigkeit wissenschaftlicher Forschung mit wachsender Energie begegnen.

So wird der Fortschritt auch der neuen Zeitperiode treu sein, in die nach Abschluß der ersten 50 Kongresse unsere Deutsche Gesellschaft für Chirurgie mit dem heutigen Tage eintritt.

Aus den Ereignissen des vergangenen Jahres ist eines hervorzuheben, das unsere Beobachtung in besonderem Maße verdient, *die Wiederaufnahme der Chirurgen der Mittelmächte in die Internationale Gesellschaft für Chirurgie.* Lassen Sie mich Ihnen, m. H. auf streng geschichtlichem Wege Bericht erstatten:

(Es folgt ein fast 5 Druckseiten langer „streng geschichtlicher" Bericht über die Entwicklung der Frage angefangen mit der Resolution der Internationalen Gesellschaft für Chirurgie vom 22. Juli 1920 bis zum Schreiben der Deutschen Gesellschaft für Chirurgie vom 11. April 1927) (s. Abschlußbericht.)

Den Nachruf auf die Toten schloß H. Küttner mit den Worten:

Es gibt ein schönes Wort der Heiligen Schrift, das lautet: „Ich will dich segnen, und du sollst ein Segen sein." Auf wen träfe es mehr zu als auf den Arzt, der aufopferungsvoll sich in den Dienst der Menschheit stellt!

2. Abschlußbericht

Der 51. Kongress der Deutschen Gesellschaft für Chirurgie fand vom 20.—23. April 1927 statt; er war so stark besucht, dass der grosse Saal des Langenbeck-Virchow-Hauses sich namentlich an den ersten beiden

Kongresstagen fast als zu klein erwies. Die durch die neuen Aufnahme-Bestimmungen angestrebte Beschränkung der Mitgliederzahl hat somit wiederum ihre Berechtigung erwiesen, wenn auch die Durchführung der Bestimmungen sich nicht als einfach herausgestellt hat.

Von den Ereignissen des Vorjahres nahm die Wiederaufnahme der Chirurgen der Mittelmächte in die Internationale Gesellschaft für Chirurgie besonderes Interesse in Anspruch. Die Geschichte der Vorgänge wurde vom Vorsitzenden in seiner Eröffnungsrede eingehend dargelegt. Mit stürmischer Zustimmung wurde der Beschluss des Ausschusses vom 19. April 1927 begrüsst, der folgendermassen lautet: „Der Ausschuss der Deutschen Gesellschaft für Chirurgie ist nicht in der Lage, eine Einladung zu der Tagung der Internationalen Gesellschaft für Chirurgie in Warschau anzunehmen, denn er muß auf seiner in der Ausschuss-Sitzung vom 8. Januar 1927 festgelegten Forderung bestehen, daß der ungerechtfertigte, nach Form und Inhalt schwer beleidigende Pariser Beschluss vom 22. Juli 1920 ohne jede Einschränkung von dem Kongress zurückgenommen wird. Es hat sich auch kein deutscher Chirurg von Ruf und Ansehen bereit finden lassen, das Amt eines Delegierten für eine Tagung in Warschau zu übernehmen.“ Von diesem Beschluss wurde dem Vorsitzenden des nächsten Internationalen Kongresses, Professor Hartmann-Paris, und dem ständigen Büro der Internationalen Gesellschaft für Chirurgie in Brüssel mittels eingeschriebener Briefe Kenntnis gegeben, ferner wurde der Wortlaut des Beschlusses in der deutschen medizinischen Fachpresse veröffentlicht.

Als Hauptthemata waren aufgestellt: 1. Neuere Gesichtspunkte bei der Vor- und Nachbehandlung Operierter (Referent: Rost-Mannheim) 2. Chirurgie des Pankreas (Referenten: Schmieden-Frankfurt a/M., v. Bergmann-Berlin), 3. Der heutige Stand der Gelenkchirurgie (Referent: Payr-Leipzig). Die Aussprache zu diesen Hauptthemen war eine so lebhafte, dass die Zahl der Anmeldungen zur Diskussion beschränkt werden musste. Die gesamte Tagesordnung einschliesslich der in Reserve gestellten Vorträge konnte restlos erledigt werden.

Das gemeinsame Mittagessen fand zum ersten Male nach dem Kriege wieder im Kaiserhof statt, wo der grosse Festsaal mit der schönen Empfangshalle zur Verfügung gestellt war. Der Besuch war gut, der Verlauf festlich und angeregt. ...

Breslau, den 1. August 1927.

H. Küttner.

52. TAGUNG (1928)

Vorsitzender FRITZ KÖNIG *(Würzburg)*

*1. Aus der Eröffnungsansprache**

Ein neuer Kongreß ist ein erneutes Sammeln: wir müssen uns besinnen auf unsere Aufgaben, ob und wie wir sie erfüllen.

Aus Chirurgenkreisen ist die Mahnung erklungen, über der Spezialarbeit nicht das Arztsein zu vergessen. Wir müssen Arzt sein nicht nur dem einzelnen, nein auch dem Volke gegenüber. Wer Jahr für Jahr als Leiter großer Krankenabteilungen Tausende von Kranken sieht, ist der Allgemeinheit verpflichtet. Unfall und Krankheit treiben heutzutage im Bunde mit der sozialen Versicherung zahllose Menschen in unsere Abteilungen, gewöhnen sie ans Kranksein, schwächen ihre Energie. Hier sind unsere großen Anstalten, weil oft der einzelne Arzt versagen muß, berufen, die Willensschwächung zu bekämpfen, den Schäden der an sich guten Einrichtungen vorzubeugen.

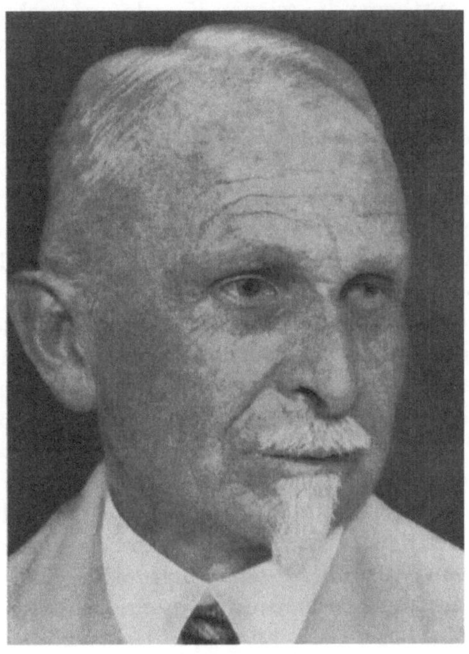

Abb. 17. Fritz König.
Vorsitzender der 52. Tagung (1928)

Wer zu Hohem berufen ist, muß selbst hoch dastehen. Es ist nicht Aufgabe der Deutschen Gesellschaft für Chirurgie, deren Ziel Förderung der wissenschaftlichen Arbeit ist, in Ausschüssen oder im Ganzen Interesse und Verhalten ihrer Mitglieder durch Vorschriften zu regeln. Aber das ethische Verhalten darf uns nicht gleichgültig sein — eine Ehre ist die Zugehörigkeit zu unserer Gesellschaft, diese Ehre verpflichtet. Das gilt für unser Verhalten gegenüber der Öffentlichkeit. Manche Vorkommnisse des letzten Jahres müssen geradezu als nicht würdig bezeichnet werden. Es darf nicht vorkommen, daß Leistungen einzelner Chirurgen in marktschreierischer Art in die Tagespresse kommen mit oder ohne hinzugefügtes Porträt, oder daß man in populären Vorträgen

* Arch. klin. Chir. **152**, 3 (1928).

auf seine Erfolge hinweist. Wir dürfen nicht zurück in die Zeiten, in denen gerade der Chirurg sein eigenes Lob sang und singen ließ. Dazu beizutragen muß als unstandesgemäß, wo es wider Wissen geschah, muß als Pflicht gelten, der Wiederholung vorzubeugen.

2. Abschlußbericht

Die *52. Tagung* verlief unter grosser Beteiligung nach allgemeiner Ansicht glatt und anregend. Der 1. Tag, 11. April 1928 brachte im Hauptthema die reichen Forschungsergebnisse von HEIDENHAIN-Worms über das Problem der bösartigen Geschwülste; der zweite Tag gab mit dem Hauptthema „Operative Behandlung der Meningitis" ein Bild des Zusammenarbeitens zweier Sondergebiete, durch den Chirurg GULEKE und den Otologen ZANGE, und fesselte die Hörer bis zum Schluss. Die Tage des 13. und 14. April waren von Einzelvorträgen und reicher Aussprache ausgefüllt. Bei der Fülle der Anmeldungen scheint sich die Beschränkung auf zwei, allenfalls drei Hauptthemata als notwendig zu erweisen; ausserdem sollte der Vorsitzende, sobald er einen Überblick über die Zahl der Anmeldungen und die zur Verfügung stehende Zeit ausserhalb der Hauptvorträge hat, den Rednern Einengungen auf eine geringere als die Ihnen zustehende Zeit schon frühzeitig dringend ans Herz legen. Nur so ist eine ausgiebige Aussprache möglich. Wenn der Inhalt nicht ganz besonders interessant ist, pflegt der grossen Zuhörerschaar Aufnahmefähigkeit nach 10 Minuten erschöpft zu sein — hält man die Durchschnittsvorträge auf dieser Höhe, dann kommt es nicht zu den bekannten, für den Redner peinlichen Störungen. Freilich muss, betreffs der Zeiteinteilung, der Vorsitzende auch damit rechnen, dass ganz spät noch Absagen in grösserer Zahl erfolgen. So ist die Abwickelung des ganzen Kongresses ein fortwährend wechselndes Spiel, dessen Wandlungen der Vorsitzende sich immer von neuem anpassen muss, um es gut zu Ende zu führen; und gerade diese Anspannung sorgt dafür, dass das Interesse bis zum Schluss wacherhalten wird.

Sehr angeregt verlief das alte und junge Chirurgen in grosser Zahl vereinigende Festessen im schönen Kaiserhof — die Teilnehmer aus den deutschfreundlichen Ländern und alte Freunde aus Russland erhöhten die Begeisterung.

Würzburg 1928.

Fritz König

53. TAGUNG (1929)

Vorsitzender ERWIN PAYR *(Leipzig)*

(BILLROTH-*Gedenkrede*)

*1. Aus der Eröffnungsansprache**

Solange die Kulturvölker sich zur Ehrenpflicht der Dankbarkeit für vollbrachte *Großtaten der Geisteswelt* bekennen, sich an ihnen erheben, aus ihnen lernen, wird der Name BILLROTHs, eines der erfolgreichsten Pfadfinder in der Heilkunde, mit dem Lorbeerkranz der Unsterblichkeit geschmückt bleiben. Die Chirurgen aller Länder waren seine unmittelbaren oder mittelbaren Schüler, zehren noch heute von den Früchten seines geistigen Schöpfertums.

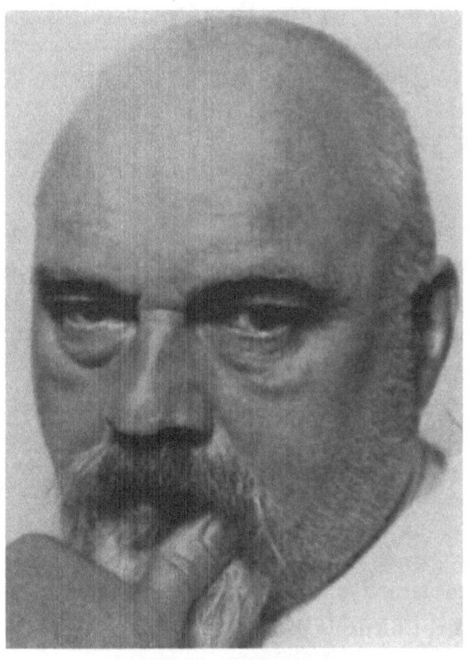

Abb. 18. ERWIN PAYR. Vorsitzender der 53. Tagung (1929)

Das seit seinem Heimgang verstrichene Menschenalter hat uns Einblicke über das *Fortwirken* seiner schöpferischen Gedankengänge auf Entwicklung und Wesensart der *deutschen Chirurgie* gegeben, welche in keinem Nachruf zu Worte kommen konnten.

Es sind *Fernwirkungen* von solcher Bedeutung, daß sie an dem Begriff einer „*deutschen Chirurgie*" maßgeblich beteiligt sind. Wir deutschen Chirurgen, die wir ihn mit größtem Stolz den „unseren" nennen, haben die Pflicht, sein *geistiges Erbe*, das so viel größer war, als das „Vermächtnis aus seiner Feder" in seinen weit über den Tod hinausreichenden Segnungen zu überschauen und auch nach ihnen zu werten.

Mit der neuzeitlichen *Bauchchirurgie* beginnt erst der glanzvolle Aufstieg unseres Faches. Sie ist durch BILLROTH und seine Schule begründet und geschaffen worden.

Wer auf Grund klar bewußter und sorgfältiger experimenteller Vorarbeiten gleich an eine der schwierigsten Aufgaben herangeht und die

* Arch. klin. Chir. **157**, 3 (1929).

Magenresektion mit Erfolg durchführt, ist zugleich der Schöpfer der gesamten Magen-Darm-Chirurgie. In den beiden Operationstypen Billroth I und II einschließlich der Gastroenterostomie sind — mit den notwendigen Anpassungen — alle Aufgaben an den übrigen Teilen des Verdauungsschlauches grundsätzlich enthalten und gelöst.

Auch die Schilddrüsenpathologie (Tetanie) und -chirurgie, die operative Gynäkologie sind durch BILLROTH und seine Schule mächtig gefördert worden. Es wäre angesichts so großer Taten verlockend, sie einzeln anzuführen. Das werden andere tun. Wir wollen aber nicht vergessen, daß die *Billrothsche Narkosenmischung*, seine *Arsenbehandlung* des Lymphangioms, die Füllung der kalten Abscesse mit *Jodoformglycerin*, die Höllenstein-Perusalbe sich durch Jahrzehnte, zum Teil bis in die Gegenwart erhalten haben.

Für BILLROTHs Lebenswerk trifft es *nicht* zu, daß Antisepsis und Asepsis dem Chirurgen des „*Heroenzeitalters*" beinahe selbstverständlich bis dahin verschlossene Türen nach den verschiedensten Arbeitsgebieten geöffnet hätten, die er nur zu durchschreiten hatte, um zu neuen, großen Erfolgen zu gelangen.

BILLROTH hat seinen Zeitgenossen gezeigt, daß es Dinge gibt, welche mindestens ebenso wichtig sind, wie eine gute, für ihn etwas Selbstverständliches bedeutende Technik, unser Fach noch weit ausgreifender und nachhaltiger zu fördern imstande sind. Diese *Gleich-* und sogar *Unterstellung der operativen Kunst* mit pathologisch-physiologischen Problemen und der allgemeinen chirurgischen Pathologie bedeutet für die Chirurgie eine *Veredlung* durch den Einzug *naturwissenschaftlich forschenden Geistes.*

Damit hat er als erster in die Überschätzung der bloßen operativen Leistung eine Bresche geschlagen, der *deutschen* Chirurgie ein Sondergepräge verliehen.

Er hat uns gelehrt, wie man ein neues Arbeitsgebiet anfaßt, begründet, für die praktische Durchführung vorbereitet und endlich in die Tat umsetzt. Es ist nicht die *Einzelleistung* BILLROTHs, die uns deutsche Chirurgen so gefördert hat, sondern der befruchtende, weiter auswirkende, zahlreiche andere Arbeitsstoffe enthaltende *schöpferische* Gedanke. Das steht heute, ein Menschenalter nach seinem Tode, klar und deutlich vor uns, wenn wir Höherentwicklung und gegenwärtigen Stand der gesamten und der Unterleibschirurgie an unserem geistigen Auge vorüberziehen lassen.

BILLROTH *als Pathologe und Naturforscher.*

BILLROTH war der erste deutsche Chirurg mit tiefgründig pathologisch-histologischer Ausbildung. Er war Pathologe und Chirurg zugleich. Das Sehen der Aufgaben seines Faches in diesem doppelten Lichte gab ihm die Überlegenheit über die Zeitgenossen in seiner Entwicklungsperiode.

Beim Durchsehen seiner Arbeiten glaubt man bis in den Anfang der 70er Jahre das Lebenswerk eines pathologischen Histologen vor sich zu haben. *Mikroskopische Forschungen* waren und blieben, als er auch schon längst der weltberühmte Chirurg geworden war, *die große Liebe seines Lebens.* Ob es sich um die Entwicklung der Blutgefäße, die Neubildung quergestreiften Muskels, die Endigungen der Muskel- und Nervenfasern, die Nervenplexus im Darmkanal, den feineren Bau der Geschwülste und des lymphatischen Gewebes handelte, immer tritt uns das Bestreben nach zuverlässigen Grundlagen aus der normalen Gewebslehre mit immer weiter ausgreifender Nutzanwendung auf die krankhaften Verhältnisse als roter Faden entgegen. Im Studium der Vorgänge der *Wundheilung* ist er unmittelbarer Vorarbeiter MARCHANDs. Die großzügige *Art,* in der BILLROTH die pathologische Anatomie und Gewebelehre in den Dienst der Chirurgie stellte, systematisch, gründlich, immer die praktische Bedeutung betonend, neu und befruchtend, dabei stets bescheiden, erwarb sich rasch Gefolgschaft, auch außerhalb seiner Schule.

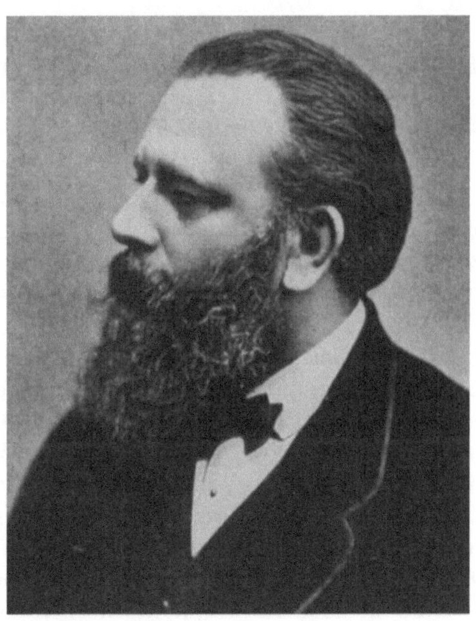

Abb. 19. THEODOR BILLROTH

BILLROTH sah zuerst das Arbeitsproblem, nach dessen Erfüllung die Nutzanwendung auf das Einzelgebiet sich von selbst ergeben mußte, während der von *diesem* ausgehende, zu umfassenderer Betrachtung kommende, doch immer in seinem Gesichtsfeld beschränkt bleibt.

Erst mit seinem Wiener Lebensabschnitt übernehmen *klinische* Arbeitsstoffe deutlich die Führung. Aber immer wieder begegnen wir

„*Rückfällen*“ in seine alte Liebe, die pathologische Gewebslehre, der er durch Lebenszeit treue Gefolgschaft hielt.

Kein Gebiet unseres Gesamtfaches ist in seinen klinischen Mitteilungen leer ausgegangen.

Er schuf mit seinem ungeheuren *kausalen Erkenntnisdrange* eine „*wissenschaftliche Chirurgie*“, in welcher die Technik des operativen Eingriffes, die Kunst der Wundbehandlung vom Geiste der Ergründung der krankmachenden Ursachen und krankhaften Vorgänge veredelt ward.

Erst mit ihm wurde die Chirurgie streng „naturwissenschaftlich“. Er hätte lange vor NAUNYNS herrlichem Worte: „Die Medizin wird naturwissenschaftlich oder sie wird *nicht sein*“ für unser Fach sagen können: „*Die Chirurgie wird entweder naturwissenschaftlich sein oder sie wird Handwerk bleiben.*“

Dadurch, daß er alles, was aus dem Reiche der Naturwissenschaften zur Erklärung von krankhaften Lebensvorgängen, Heilwirkungen herangezogen werden konnte, in den *Dienst am Kranken* einstellte, *ist er als echter Naturforscher im Arbeitskleide des Chirurgen* gekennzeichnet.

BILLROTH hat durch die von ihm ermittelten Tatsachen und Forschungsmethoden als erster die Grundlagen für eine *allgemeine chirurgische Pathologie* geschaffen, in einem herrlichen, für jung und alt durch Jahrzehnte eine *Bibel* bedeutenden Werke ihr gleichzeitig *Grundstein* und *Denkmal* gesetzt. Der Einfluß der neuen Forschungsrichtung auf die deutsche Chirurgie war ein gewaltiger. Sie wußte sie in Erfolge umzusetzen. Durch sie hat ihr BILLROTH einen beträchtlichen *zeitlichen Vorsprung* gegenüber anderen Kulturländern geschaffen. BILLROTH war ein deutscher Chirurg, deutsch bis ins Lebensmark! Er hat uns von dem bis dahin angerufenen Richterspruch über deutsche Leistung vor dem Forum der französischen Akademie der Wissenschaften endgültig befreit.

Ein großes, noch sinnfälliges Erbe hat BILLROTH der deutschen Chirurgie hinterlassen, seine *Schule.*

Das echte Genie, und BILLROTH war ein solches, mit einer glücklichen Mischung des Romantiker- und Klassikertypus OSTWALDS ist *neidlos.* Er verschenkt von seinem Gedankenreichtum, seinen besten Ideen mit verschwenderischer Freigebigkeit. Nur *selbstlose* Lehrer können Begründer von Schulen werden, niemals engherzig ihre Gedanken behütende und vor Enteignung bangende Geister.

Der Wert medizinischer Schulen besteht darin, daß sie durch ein gemeinsames Band fest gefügt, die übernommene Lehre pflegen, eine bewährte Richtlinie ihrer Forschungstätigkeit festhalten, welche auch auf neuen Gebieten zu Erfolgen führt. Die Macht einer Schule kann so groß sein, Begabtere, ihr fernstehende um den Erfolg zu kürzen. Der Begründer muß auch die *sittliche Kraft* besitzen, seinen Einfluß nur *dort* walten zu lassen, wo wahres Verdienst gerechten Lohn zu beanspruchen hat. Dazu gehört entsagungsfähige *Bescheidenheit*, eine Gabe, die dem Schöpfertum BILLROTHs nicht versagt geblieben ist.

Wenn BILLROTH in den ersten 10 Jahren seiner Wiener Tätigkeit sich später führende Chirurgen, wie CZERNY, GUSSENBAUER, MIKULICZ, und WÖLFLER als Assistenten wählt, so beweist dies nur, daß auch er ihre hohe, zum Teil schöpferische Begabung erkannt hat.

Auch das Ausland mußte BILLROTHs Führernatur anerkennen. Das Gewicht seiner Stimme, das Ansehen seiner Klinik waren so groß, daß er von Wien aus 5mal Lehrstühle Hollands und Belgiens mit seinen Schülern besetzte, um von den zahlreichen Ordinariaten Österreichs und Deutschlands gar nicht zu sprechen, deren Inhaber bald zu jenen Gestalten gehörten, von denen der Meister in seiner herrlichen allgemeinen Chirurgie einst sagte: „Sie leben in aller Munde".

Zu den äußeren Bedingungen des hohen persönlichen Einflusses müssen sich auch noch *innere* gesellen, um das Geheimnis der Bildung großer medizinischer Schulen zu erklären.

BILLROTH hat durch seine zielbewußt geschaffene Schule in Österreich, Deutschland, der Schweiz und Holland einen mächtigen Einfluß auf die deutsche Chirurgie lange über Lebenszeit hinaus ausgeübt, der auch heute noch unverkennbar ist.

Es gibt kaum ein Gebiet unseres Faches, kaum eine Frage in der Gesamtmedizin, welchen BILLROTH nicht eine persönliche Note gegeben hätte. Seine kriegschirurgischen Briefe aus Weißenburg und Mannheim zeigen uns BILLROTHs sofortige richtige Umstellung auf die anderartigen Aufgaben der *Kriegschirurgie*, sein warmes Empfinden für das Menschenopfer im Dienste des Vaterlandes.

Seine Aphorismen über *Lehren und Lernen der medizinischen Wissenschaften* enthalten sein Glaubensbekenntnis als Lehrer, eine gerechte Kritik des damaligen Zeitgeistes an den österreichischen Hochschulen, voll interessanter Streiflichter über den Einfluß sozialer Verhältnisse auf Gedeihen und Verderb wissenschaftlichen Lebens.

Seine herrlichen *Briefe* sind ein teures Vermächtnis eines deutschen Chirurgen an seine Mitwelt, damit auch für die deutsche Chirurgie.

Die „*Deutsche Chirurgie*", mit PITHA und LÜCKE begründet, sammelt zum ersten Male unseren gesamten Besitz, zeigt seine erstaunliche Größe.

BILLROTH war ein „*Bekenner*" in des Wortes edelster Bedetuung. Seine *Wahrheitsliebe ist sein sittlich höchstes Vermächtnis an die deutsche Chirurgie.*

Er erkennt im richtigen Augenblick, daß das rein „Zufallsmäßige“ des Erfolges vorantiseptischer Zeit einigermaßen geregelten und vorauszuberechnenden Ergebnissen Platz gemacht hatte, daß es an der Zeit sei, *wahrheitsgetreu* über *Gelingen* und *Mißerfolg* an der Hand eines lückenlos wiedergegebenen klinischen Materials zu berichten.

Seine *Jahresberichte* aus *Zürich* und *Wien* eröffneten jedem einen klaren Einblick in die Resultate seiner Klinik. Sie sind mit rücksichtsloser *Offenheit* und schonungsloser *Selbstkritik* geschrieben, und das zu einer Zeit begonnen, in welcher die Mißerfolge überwogen. Seine vorausgeschickte Begründung gehört zu dem Schönsten im Schrifttum unseres Faches.

Ebenso offen war BILLROTH als Mensch. Freimütig bekennt er, als er sich späterhin nur schwer entschließen konnte, unsere Tagungen in Berlin zu besuchen, als ihn Begeisterung für die Kunst und Anforderungen des Körpers nach dem Süden zogen, daß es ihn eine Überwindung koste, „sein müdes Gehirn zur allgemeinen Erbauung auf großen Versammlungen spielen zu lassen“. Sein Gehirn war nicht müde, aber der Körper. Er blieb trotzdem der *ungekrönte König* unter seinen Fachgenossen.

So wollen wir uns in dieser seinem Gedenken gewidmeten Stunde in Verehrung und Dankbarkeit vor dem Geiste unseres großen THEODOR BILLROTH verneigen, uns geloben, nach besten Kräften uns seiner fürstlichen Gaben würdig zu erweisen, seinem edlen Menschentum nachzueifern, in seinem Geiste zu arbeiten und zu forschen zu Nutz und Frommen der deutschen Chirurgie. *Wir alle, die wir uns mit Stolz deutsche Chirurgen nennen, sind seine Schüler.*

2. Abschlußbericht

... Im Februar kam die betrübende Kunde von einer sehr schweren Erkrankung unseres hochverdienten I. Schriftführers WERNER KÖRTE.

Glücklicher Weise ist die Organisation unserer Gesellschaft eine so wohldurchdachte, daß sich die Vorbereitung des Kongresses unter werktätiger Beihilfe des II. Schriftführers BORCHARD in gewohnter Weise reibungslos durchführen liess.

Erfreulicher Weise hat sich Herr KÖRTE wieder ganz vorzüglich erholt.

Die 53. Tagung (3.—6. April) war, wie gewöhnlich, sehr gut besucht. Ich hatte den Eindruck, daß die 3 Hauptvorträge: *Brustfelleiterungen, Ureterstein* und *Bauchfellverwachsungen* von SAUERBRUCH, VÖLCKER und CLAIRMONT großes Interesse fanden; sie ernteten den verdienten Beifall. Auch sonst war sehr gutes Vortragsmaterial angemeldet worden. Besonders die allgemeine Chirurgie war reich bedacht. Die Verlegung der allgemein chirurgischen Themen auf die Nachmittagsstunden hat sich sehr bewährt. Es konnten alle angemeldeten Vorträge u. Vorweisungen mit Ausnahme von 2, deren Anmelder nicht rechtzeitig zur Stelle waren, ohne Hast erledigt werden. Das Publikum war aufmerksam und zeigte kaum je Zeichen der „Kongress-Nervosität".

Eine der schwierigsten Aufgaben des Vorsitzenden ist, die jeweilige Stimmung der Mitglieder richtig zu beurteilen. Davon hängen Milde und Strenge dem Einzelredner gegenüber ab.

Eine genaue Festlegung der Vortragszeiten in einem „Privatvertrag" zwischen Vorsitzendem und Redner kann ich nur wärmstens empfehlen.

Die Tagung stand im Zeichen des Gedenkens an TH. BILLROTH, dessen Geburtstag sich am 26. 4. zum 100. Male jährte. Herr ANSCHÜTZ sagte in seinem Dankworte, „daß der Geist BILLROTHs über ihr geschwebt hätte".

Ich versuchte unter Vermeidung von Lebensbeschreibung und Einzelleistung den *Einfluß* BILLROTHs *auf die deutsche Chirurgie* in großen Zügen zu zeichnen.

Die der Tagung in Berlin nachfolgende, von deutschen Chirurgen und ihren Damen gut besuchte *Billroth-Gedenkfeier* in *Wien* (9.—11. IV.) war würdig und eindrucksvoll. Die Feier in der Hofburg mit schönen musikalischen Darbietungen, einem Prolog, verfasst von BREITNER, gesprochen von G. REIMERS, die Festrede v. EISELSBERGs waren der Höhepunkt. Im Arkadenhof am Ehrenmale BILLROTHs wurde a. 2. Tage vom Vorsitzenden ein Kranz i. Auftrage der Gesellschaft mit einigen begleitenden Worten niedergelegt. Am 2. Tage Abends waren sämtliche Chirurgen und ihre Damen von der Stadt Wien in den Festsaal des Ratshauses geladen. Auf die Ansprache des Bürgermeisters der Stadt Wien, Dr. SEITZ sagte ich im Namen der Geladenen Worte des Dankes für die gastliche Aufnahme.

Am 3. Tage erfolgte unter starker Beteiligung die Besichtigung der ehemaligen *Billrothschen* Klinik unter Führung HOCHENEGGs.

Auch in Berlin war die Tagung in jeder Richtung harmonisch verlaufen.

Am ersten Sitzungstage gab SAUERBRUCH einen sehr hübschen Empfangsabend im Esplanade.

Das gemeinsame Essen am Donnerstag verlief in dem gewohnten Rahmen stimmungsvoll und vergnügt. Die zu uns Deutschen haltenden Ausländer waren mit wenig Ausnahmen, wie gewöhnlich erschienen.

Eine wichtige und schwierige Aufgabe bildeten die privaten und offiziellen Verhandlungen mit Abgesandten der *internationalen Gesellschaft für Chirurgie*, welche sich von Kongressende bis Jahresschluß hinzogen und viel Arbeit verlangten.

HENSCHEN und DE QUERVAIN hatten uns am letzten Kongresstage mitgeteilt, daß sie die Absicht hätten, in Warschau (diesjährige Tagung der internat. Ges. f. Chir.) eine Einladung ihrer Landsleute für 1932 in eine Stadt der Deutsch-Schweiz ergehen zu lassen, unter der Voraussetzung, daß wir deutsche Chirurgen an dem Kongress teilnehmen werden. Wir konnten nur auf unsere Ausschuß- und General-Versammlungsbeschlüße von 1927 hinweisen, die Notwendigkeit *einer uns befriedigenden Fassung* der Rücknahme des Pariser Ausschliessungs-Beschlußes von 1920 betonen.

Allmählig wurden gewiße Grundlagen für eine Verständigungs-Erklärung gefunden, doch fand diese in Warschau keine Gegenliebe.

Es wurde, um Zeit zu gewinnen, beschlossen, den nächsten Kongress in Spanien abzuhalten.

Die Herren SCHOEMAKER und DE QUERVAIN wurden jedoch beauftragt, mit der Leitung der deutschen Ges. f. Chir. in erneute Verhandlungen einzutreten. Am 13. X. fand die Besprechung in Leipzig statt, zu welcher ausser BORCHARD auch Herr ANSCHÜTZ zugezogen worden war.

Nach Anhörung des Berichtes über die Vorgänge in Warschau wurde von mir unter entsprechender Begründung den Herren eine Fassung vorgelegt, welche den *Ausdruck des Bedauerns* über das Vorgefallene in den Rücknahmebeschluß einfügt. „Beschluß“ und „Form“ müssen auch jetzt, wie auf beiden Seiten bisher üblich, gesondert zu Worte kommen. Dieses Argument fand die Zustimmung der beiden Herren Unterhändler.

Inzwischen ist ein offizielles Schreiben nach Rücksprache mit dem ständigen Komitee der Internat. Gesellschaft f. Chirurgie eingelaufen, in welchem die Bereitwilligkeit zu einer Rücknahme mit Bedauern ausgesprochen wird, wenn wir eine Erklärung über unser völliges Fernstehen zu dem bekannten *Manifest der 93* vom Herbst 1914 abgeben.

Eine Erklärung des nächsten Vorsitzenden des 1932er Kongresses LORTIOIR über die Pflicht zur Verständigung ist beigefügt. Der gute Wille zu einer solchen scheint vorhanden zu sein.

Da inzwischen bekannt geworden ist, daß Herr KÖRTE leider den endgültigen Beschluß gefasst hat, sein Amt als I. Schriftführer niederzulegen, jedoch zu unserer Freude bereit ist, einen Teil der zugehörigen Funktionen zu behalten, so endet mein Praesidentenjahr mit der für uns schmerzlichen Tatsache des Rücktrittes dieses um unsere Gesellschaft in so ungewöhnlich hohem Masse verdienten Mannes. Glücklicherweise sind so ausgezeichnet erprobte Kräfte vorhanden, daß der Ersatz durch Neuwahl nach menschlichem Ermessen auf keine Schwierigkeiten stossen wird.

Leipzig 30. XII. 1929

E. Payr

54. TAGUNG (1930)

Vorsitzender WILHELM ANSCHÜTZ *(Kiel)*

*1. Aus der Eröffnungsrede**

Unser erster Schriftführer, Herr WERNER KÖRTE, *hat aus Gesundheitsrücksichten sein Amt niedergelegt* — das ist das Erste und Wichtigste, was ich Ihnen mitzuteilen habe, das, was das Leben unserer Gesellschaft äußerlich, aber auch innerlich am tiefsten betrifft. 1899 wurde Herr KÖRTE als Nachfolger GURLTs zum 1. und ständigen Schriftführer gewählt — 30 Jahre hindurch hat er dieses Amt innegehabt, an keinem Kongreß hat er gefehlt. Er hat sein Amt nicht nur erfüllt, sondern er hat es ausgebaut: er hob sein Amt, sein Amt hob ihn.

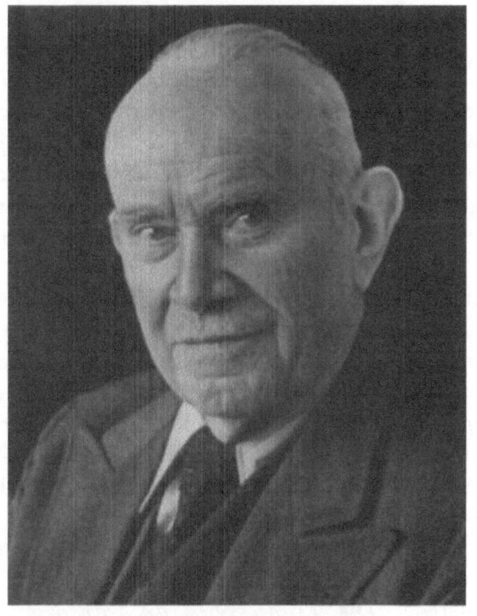

Abb. 20. WILHELM ANSCHÜTZ. Vorsitzender der 54. Tagung (1930)

Wenn ich nun unsere Gesellschaft als lebendes, dynamisches Gebilde betrachte, so sehe ich WERNER KÖRTE als den Vertreter einer bestimmten und bestimmenden Polarität. Deren unverrückbar feste Einstellung ist: Klarheit, Sachlichkeit, Ordnung, kategorisches Pflichtgefühl, manchmal wohl auch bis zur Härte, und eiserne Zuverlässigkeit.

So stand er vor uns die ganze lange Zeit hindurch. *In einer fest geschlossenen Persönlichkeit ein Vertreter des gerühmten alten Preußentums,* das in dem allzu individualisierenden, sich zerteilenden Deutschtum seine sammelnde festigende Aufgabe erfüllt hat. Diese starke Polarität KÖRTEs hat in 30jähriger Einwirkung die Deutsche Gesellschaft für Chirurgie in ihrer Versammlungen Flucht zusammengehalten. Er selbst und die von ihm geschaffene Tradition.

So hat der Ausschuß unserer Gesellschaft einstimmig beschlossen, Ihnen die Wahl unseres Ehrenmitgliedes WERNER KÖRTE *zum Ehrenvorsitzenden vorzuschlagen!***

* Arch. klin. Chir. **162**, 3 (1930).

** Bild S. 25.

Noch einen zweiten festlichen Aktus hat heute die Deutsche Gesellschaft für Chirurgie zu begehen: *die Feier des 100jährigen Geburtstages von* RICHARD VON VOLKMANN!

Es ist kein Zufall, daß sich diese Feier eng anschließt an die gleiche THEODOR BILLROTHs. Gehören sie doch beide der bedeutungsvollen Generation von 1822—1832 an, in welcher außer diesen beiden Großen die Namen PASTEUR, THIERSCH, ESMARCH, LISTER, FRANZ KÖNIG ruhmvoll glänzen.

Für diese neue Chirurgie und im besonderen auch für die Deutsche Gesellschaft für Chirurgie hat der Name RICHARD VON VOLKMANN epochalen Klang. Er ist in der antiseptischen Ära der stärkste Träger dieser neuen, alles umgestaltenden Idee gewesen, und er gehört mit GUSTAV SIMON und BERNHARD VON LANGENBECK zusammen zu den eigentlichen Gründern unserer Gesellschaft. Ihm wurde damals, 1872, das Amt des 1. Schriftführers und die Ehre des ersten Vortrages zuteil.

RICHARD VON VOLKMANN hatte wie manche Jünglingsgestalten seiner Märchen in der Jugend eher etwas Stilles, Passives. Er war ein träumerischer Knabe, ein recht schlechter Schüler, er war als Student ein flotter, liebenswürdiger Bursch, in späteren Semestern wohl auch ein leidlich eifriger Mediziner. Staatsexamen: rite! Eine gewisse Begabung verrieten einige Jugenddichtungen — aber niemand hat damals in ihm seine kommende überragende Geistesgröße und, wie BILLROTH einmal sagte, seinen mitunter geradezu rabiaten Enthusiasmus vermutet! *Ein echter deutscher Spätentwickler!*

Der 70er Krieg unterbrach VOLKMANNs klinische Tätigkeit, aber er brachte ein neues, ein wahrhaft kostbares Geschenk dieses hohen Geistes: „*Die Träumereien an französischen Kaminen*", jene Märchen von kindlich holder Einfachheit und ausgereifter menschlicher Tiefe zugleich, die damals seinem sinnig-poetischen Gemüt entsprangen und zu einem wertvollen Kulturgut des deutschen Volkes und der deutschen Sprache geworden sind. In 900000 Exemplaren sind die Märchen RICHARD LEANDERs bis heute verbreitet, in 5 fremde Sprachen sind sie übersetzt!

1873 führte RICHARD VON VOLKMANN die Listersche Wundbehandlung an seiner Klinik ein, „voller Mißtrauen, lediglich als letzten pflichtmäßigen Versuch gegenüber den unerhört vermehrten Wundkrankheiten". Diese pessimistische Einstellung der Lister-Methode gegenüber war damals ganz allgemein. 1867 mit Enthusiasmus aufgenommen, hatte sie fast überall, auch bei VOLKMANN, enttäuscht. Ganz begreiflich, denn in Verbindung mit der damals herrschenden offenen Wundbehandlung konnten sich ihre Vorzüge nicht bewähren. Als VOLKMANN sie nun aber vorzugsweise bei frischen Wunden und rigoros genau nach den Listerschen Vorschriften anwandte, blieb der Erfolg nicht aus. Er war ungeahnt groß; es war wie ein Wunder! Das starke innere und äußere Erlebnis dieser Zeit brachte VOLKMANNs leidenschaftliche Natur in flammende Begeisterung, die sich auch seiner ganzen Umgebung mitteilte. Nach 15 Monaten praktisch-theoretischer Prüfung gab VOLKMANN 1874 auf unserem 3. Kongreß seine großen Erfolge mit dem antiseptischen Okklusivverband bekannt: *12 komplizierte Unterschenkelbrüche hintereinander ohne Todesfall zwangen selbst dem kritischen* THIERSCH *staunende Bewunderung ab. Das war bis dahin nicht erlebt!*

2. Abschlußbericht

Der Kongress von 1930 stand unter dem Zeichen der Gedächtnisfeier RICHARD VON VOLKMANNs und der Wahl des nach 30jähriger Tätigkeit ausscheidenden ersten Schriftführers WERNER KÖRTE zum Ehrenvorsitzenden. Eine Ehrung die bisher nur BERNHARD VON LANGENBECK zu teil geworden! Unsere Gesellschaft brachte damit den unaussprechlichen Dank zum Ausdruck für das, was WERNER KÖRTE für sie getan.

Der Vorsitzende war in diesem Jahre ganz besonders bestrebt gewesen, die freie Aussprache möglichst zu Worte kommen zu lassen. Wenn unsere Gesellschaft an dem Brauche festhalten will, daß 2 bis 3 größere Referate gehalten werden und daneben noch 60—70 Einzelvorträge, so bleibt naturgemäß nur bei guter Rededisziplin Zeit zur Aussprache, ganz besonders muß darunter leiden die von allen gewünschte anregende unvorbereitete Aussprache, die eingeht in Für und Wider auf Einzelheiten des Vorgetragenen. Denn was seit einigen Jahren unter dem Titel Aussprache gebracht wird, sind zunächst wohlvorbereitete, gekürzte Vorträge, die wenig oder gar nicht Bezug nehmen auf das eigentliche Thema. Erst nach Absolvierung dieser „fertigen" Aussprache kommt die „freie" dran und sie kommt zu aller Leidwesen oft zu kurz! Mancher hätte gewiß öfters manches zu sagen — aber der arme Vorsitzende, er möchte doch sein Programm erledigen — so schweigt man. Gewiß ist unser Brauch des freien Vortragsangebotes ohne Einschränkung, wobei jeder mit seinen Ideen zu Worte kommen kann, gut. Die Impulse der jungen Generation — abweichende Ansichten, Neues kann durchdringen. Aber dieser Brauch darf nicht die freie Aussprache allzusehr unterdrücken. Abhilfe kann hier nur der Vorsitzende schaffen durch eingehende vorherige Fühlungnahme mit den einzelnen Rednern und, wo es angebracht erscheint, mit rücksichtsloser Einschränkung der Redezeiten. Nach dieser Richtung liegen unsere Aussichten, wenn wir an der bisherigen Kongressordnung festhalten wollen. Die Aufgaben des Vorsitzenden werden in dieser Beziehung in kommenden Zeiten bei der immer breiter und tiefer sich ausgestaltenden Wissenschaft immer schwieriger werden. Er hat dafür zu sorgen, daß die Vielseitigkeit nicht die Gründlichkeit und daß die Gründlichkeit nicht die Vielseitigkeit unterdrückt auf unseren Kongressen: zum Gewinn für unsere Wissenschaft, zum Gewinn für unsere Mitglieder.

Kiel d. 5. Januar 1931

W. Anschütz.

55. TAGUNG (1931)

Vorsitzender VIKTOR SCHMIEDEN *(Frankfurt a. M.)*

*1. Aus der Eröffnungsrede**

In unseren alljährlichen Verhandlungen soll sich jeweils *das Gegenwartsbild unserer deutschen Chirurgie* widerspiegeln.

Farbiger jedoch, als in Worten allein, spiegelt sich das Bild unserer deutschen Chirurgie in den *Gestalten unserer Führer* wider. Wir alle wissen es: Männer sind es, welche die Geschichte machen — *große Persönlichkeiten* waren es auch, die die deutsche Chirurgiegeschichte schufen. Ihre Rede und Tat grub eindrucksvoll das Zeitbild unserer Wissenschaft in unser Gedächtnis ein; sie wurden uns Vorbilder.

Unter den Verewigten melde ich zuvörderst mit dem Ausdruck tiefempfundener Trauer *den Heimgang eines Ehrenmitgliedes, unseren Vorsitzenden des Jahres 1911, des Geh. Med.-Rat Prof. Dr.* LUDWIG REHN**. Seinen großen *ärztlichen Eigenschaften* gesellte sich *ein leidenschaftlicher Wagemut* zu. Im Glauben an die Kraft seines Könnens entschloß er sich nur schwer, ein Leiden als unheilbar anzusehen. Mit dieser Parole entwickelte er als *chirurgischer Autodidakt* seine glänzenden Talente. Bald wurde *er der weit bis ins Ausland berühmte Operateur*; vertrauenswürdig, mit Vorliebe gerade den schwierigsten Aufgaben zugetan; nie entmutigt durch Enttäuschungen, übertrug er seinen *Optimismus* auf seine Umgebung, auf seine Schule und auf seine Kranken. Er erfaßte jedes Menschen psychologische Individualität. Er war sich der Wirkung seines eindrucksvollen Trostwortes bewußt, wenn er dem Schüler zurief: „Der unheilbare Krebskranke muß in dir täglich wieder seinen Retter erblicken!"

Auf dem Boden so großer Fähigkeiten erblühten REHNs große *chirurgische Erfindungen*. Das Jahr 1881 brachte die Großtat der *ersten Basedowoperation*.

---

* Arch. klin. Chir. **167**, **3** (1931).

** Bild S. 13.

REHN war es, der uns das Evangelium von der Heilbarkeit der *allgemeinen Peritonitis predigte* in einer Zeit, die noch mehr von Angst vor dem Bauchfell als von gründlicher Kenntnis seiner Physiologie erfüllt war.

Mit seinem klaren Blick für das Wesentliche erkannte er als erster die Gefahr für die Anilinarbeiter in ihrem Berufe; er schuf die neue Lehre von der *chemotaktischen Genese der Blasentumoren*, gleichzeitig ein allgemeiner Beitrag zur Entstehung des Krebses.

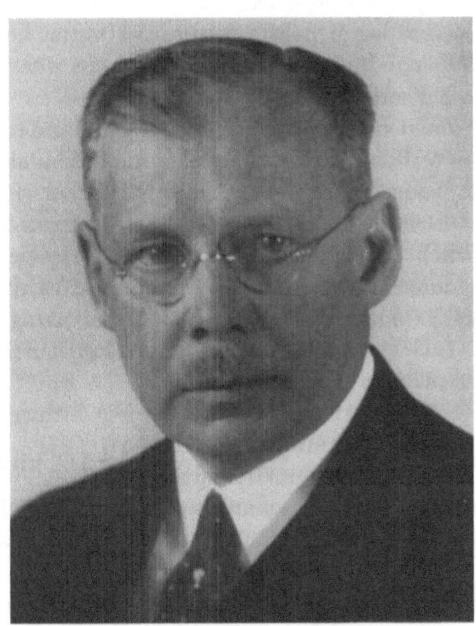

Abb. 21. VIKTOR SCHMIEDEN

Die Größe seiner chirurgischen Bravour aber zeigt uns am deutlichsten die im raschen Ergreifen des Moments ausgeführte *erste Herznaht* bei einer Messerstichverletzung, eine Operation, die sofort ein Menschenleben rettete; hier eroberte REHN der chirurgischen Therapie eine ganz neue Provinz des menschlichen Körpers. In eigener Schule entwickelte er dann weit über das Gebiet der Verletzungen hinaus die *wissenschaftliche Herzchirurgie*, und erfand als bedeutendstes Ergebnis die Herzbeutelexstirpation bei der schwieligen *Perikarditis*.

Gerade jene große Erstlingstat zeigt deutlich *die Methode* seines Forschens; sie lag im Erfassen des Augenblicks, seinem Temperament lag nicht die deduktive Spekulation, sondern vielmehr das intuitive Erkennen der großen Zusammenhänge; dann erst folgte die exakte Nachprüfung auf ihre Richtigkeit.

M. H.! LUDWIG REHNs Lebensgang ist nur verständlich für den, der sich von der Macht seiner *Persönlichkeit* mächtig ergreifen läßt. Ein Urbild der Männlichkeit, ein glück- und erfolgsverwöhnter Streiter, eine Herrennatur.

2. *Abschlußbericht*

Das Ziel der unveränderten Fortführung der ehrwürdigen Tradition unserer Congreße, und der Wunsch, allen Rednern zu ihrem Rechte zu verhelfen, war bestimmend für die Leitung der 55sten Tagung. Durch die zwei üblichen Ausschußsitzungen und die Cirkulare wurde sie pünktlich vorbereitet.

Die ernste wirtschaftliche Notlage und die politische Zerrissenheit unseres Landes hatten den Besuch des Congreßes nicht sichtbar beeinträchtigt; der Saal war stets überfüllt; auf der Liste der Redner waren folgende fremde Nationen vertreten: *Schweiz, Holland, Schweden, Norwegen, Frankreich, Ungarn, Tschechoslovakei, Sowjet-Russland, Nordamerika.* — mehrere weitere Nationen befanden sich täglich unter den Hörern und unter den Teilnehmern des Diners am Donnerstag Abend im Kaiserhof.

Zu Beginn des Congreßes gedachte der Vorsitzende der 38 verstorbenen Mitglieder des Jahres mit besonderer Hervorhebung des Ehrenmitgliedes und Altpräsidenten LUDWIG REHN; er teilte ferner mit, daß auf Grund der unter PAYRs Führung abgeschlossenen Verhandlungen endlich der Wiederanschluß an die Societé internationale de Chirurgie vollzogen sei, da eine befriedigende Erklärung von dieser Seite vorlag. (siehe Congreßbericht; Eröffnungssitzung.)

Den Höhepunkt der wissenschaftlichen Verhandlungen bildeten drei glänzende Hauptreferate:

I. KÜTTNER (Breslau): Die Chirurgie der peripheren Nerven.
II. SAUERBRUCH (Berlin): } Die Chirurgie des M. Basedow.
III. MORAWITZ (Leipzig): }

Im Ganzen wurden 67 Vorträge, 125 Discussionsvorträge und 20 Projektionsvorträge in bester Congreßdisciplin bewältigt. Der Ablauf entsprach genau dem vorher bis ins Kleinste mit jedem Sprecher vereinbarten Redeprogramm. Es empfiehlt sich, für diese Verhandlungen vorgedruckte Formulare zu verwenden, eines zur Anmeldungsbestätigung und ein zweites mit der definitiven Festsetzung des Tages, der Stunde und der Dauer der Sprechzeit. Nur hierdurch wird ein störungsloser Hergang ermöglicht, und die reiche Tagesordnung bewältigt.

In der zweiten Generalversammlung wurde auf Antrag des Ausschußes Herr LEXER (München) zum Ehrenmitglied und Herr VOELCKER (Halle) zum Vorsitzenden für 1932 erwählt.

Das laufende Geschäftsjahr stellte außer den üblichen Pflichten ceremonieller Art noch zwei weitere Aufgaben:

1). Am 24. November feierte unser Ehrenmitglied A. BIER seinen 70. Geburtstag. Kurz zuvor war ihm am Anfang October durch das preussische Ministerium mitgeteilt worden, daß die Chirurgische Klinik in der Ziegelstraße am 1. April 1932 geschlossen werden würde. Durch diesen bevorstehenden schweren Verlust schienen auch die Interessen der deutschen Gesellschaft für Chirurgie auf das Ernsteste bedroht. Der Ausschuß der Gesellschaft gab daher einstimmig (mit nur einer einzigen

Ausnahme) seine Zustimmung zur Absendung einer Protestkundgebung, welche an die drei in Frage kommenden Ministerien abgesandt wurde. Hiermit schloß sich unsere Gesellschaft dem allgemeinen Ausdruck der Entrüstung in würdiger Form an. — An der großartigen 70. Geburtstagsfeier BIERs war die Gesellschaft durch ihren Vorsitzenden und durch zahlreiche Mitglieder in dem festlich geschmückten, überfüllten Saale des Langenbeck-Virchow Hauses vertreten. (Ansprache.)

2). Die Frage der Abgrenzung zwischen den Bereichen der operativen Methoden und der Strahlentherapie war als Hauptthema für den Congreß in Erwägung gezogen, aber, weil noch nicht spruchreif, hinausgeschoben worden. Im Laufe des Jahres aber wurde der Ausschuß zur Stellungnahme gezwungen: in unkritischer und provozierender Form war von einer kleinen Gruppe extremer Radiologen unter Vernachlässigung der Aufgaben und Leistungen der Chirurgie der Versuch unternommen worden, die Behandlung der malignen Geschwülste mehr oder weniger restlos für die Strahlentherapie zu usurpieren. KÜTTNER (Breslau) erstattete in der einleitenden Ausschußsitzung das Referat: Es wurde beschlossen, daß die Herrn KÜTTNER, SAUERBRUCH und SCHMIEDEN in Form einer Commission die Interessen der Gesellschaft vertreten sollten. Im Berichtsjahr erfolgten folgende Maßnahmen: 1. Verlesung einer kurzen Erklärung auf dem Congreß. 2. Eröffnung eines Schriftwechsels mit dem Reichsausschuß für Krebsbekämpfung. 3. aktive Beteiligung der Commissionsmitglieder an der Tagung der südostdeutschen Chir. Vereinigung zu Breslau, woselbst durch KÜTTNER die Frage der Krebsbehandlung als Hauptthema gestellt war. 4. Veröffentlichung des Standpunktes der Gesellschaft gegenüber den Radiologen durch die Herrn KÜTTNER, SAUERBRUCH, SCHMIEDEN in einem gemeinsamen Aufsatz über: „Die Chirurgie des Krebses und die neuen organisatorischen Bestrebungen zur Krebsbekämpfung“ (Medicinische Welt 1931 No 28.)

Es wird auch in den kommenden Jahren die stete Sorge dieser Commission bleiben müssen, die Stellungnahme der Radiologen, insoweit sie Übergriffe in unser Gebiet darstellen, zu bekämpfen, und für eine angemessene Vertretung der Gesellschaft in allen staatlichen bezw. Reichsinstitutionen zur Krebsbekämpfung zu sorgen. ...

Frankfurt a. M. den 7. Januar 1932

V. Schmieden.

Vorsitzender des Jahres 1931.

56. TAGUNG (1932)

Vorsitzender FRIEDRICH VOELCKER *(Halle)*

*1. Aus der Eröffnungsrede**

Wir sind wieder zusammengekommen zu freiwilligem Austausch unserer Forschungen und Erfahrungen. Jeder einzelne will sein Eigenstes, sein Bestes, sein Geheimstes seinen Kollegen mitteilen. Dieser Austausch ist ein sprechender Beweis für den hohen ethischen Stand und den echten wissenschaftlichen Geist, den sich unsere Gesellschaft erhalten hat. Es ist der Geist, der nicht nehmen, sondern geben will.

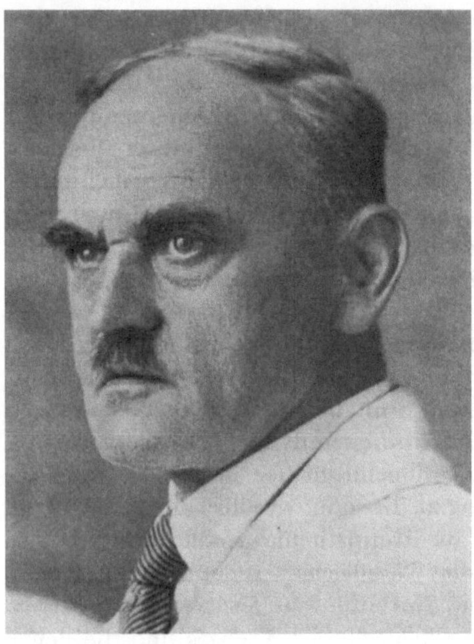

Abb. 22. FRIEDRICH VOELCKER

Und nun lassen Sie mich noch eine wichtige Frage berühren, die von verschiedenen Seiten ausgehenden Bestrebungen, die Chirurgie in Teilgebiete aufzusplittern. Wenn wir diese Bestrebungen ablehnen, so geschieht das nicht aus egoistischen Gründen, sondern aus Sorge um die Zukunft unserer Wissenschaft. Ich fühle die Pflicht, in dieser Frage ein Glaubensbekenntnis abzulegen.

Blicken wir in der Geschichte der Medizin rückwärts, so sehen wir, daß gerade von der Chirurgie schon mehrfach sich Sondergebiete abgezweigt haben. Zu einem beträchtlichen Teil wurde diese Entwicklung durch die Erfindung neuer diagnostischer Methoden eingeleitet. Ich denke dabei an den Augenspiegel, an den Kehlkopfspiegel, das Oesophagoskop, das Tracheoskop, das Cystoskop usw. Diejenigen Männer, die sich die Handhabung der neuen Instrumente zur Lebensaufgabe machten, drangen in Neuland vor, neue Erkrankungen wurden entdeckt und neue therapeutische Möglichkeiten erschlossen, die man früher nicht ahnen konnte. Es ist beinahe selbstverständlich, daß der Arzt, der ein Geschwür im Kehlkopf entdeckt, es auch auf endolaryngealem Wege verätzt. Derjenige, der mit dem Oesophagoskop oder Tracheoskop den Fremdkörper in der Tiefe des Organismus einstellt, ist

* Arch. klin. Chir. **173**, 3 (1932).

ohne weiteres dazu berufen, ihn mit einer Zange zu fassen und herauszubefördern, und der Arzt, der das Papillom in der Blase im cystoskopischen Bilde hat, ist der gegebene Mann, um es mit der Diathermiesonde zu zerstören. Das sind Entwicklungen, die durch neue Erfindungen vorgeschrieben sind und natürlichen Gesetzen folgen. Wenn auf diese Weise kranke Organe dem Messer des Chirurgen entwunden und einem ungefährlicheren Verfahren zugeführt werden, so kann man das im Interesse der kranken Menschheit nur begrüßen. Wir Chirurgen lassen uns gerne auf diese Weise ausschalten.

Versuchen wir aber einmal, etwas schärfer durch die Dinge hindurchzuschauen, dann werden wir finden, daß es sich bei den meisten Absplitterungsbestrebungen nicht darum handelt, die operative Chirurgie durch ein weniger gefährliches Verfahren zu ersetzen, sondern darum, die Operation aus der Hand des Chirurgen wegzunehmen und in die Hand eines Spezialisten überzuführen. Aus diesem Bestreben heraus ist eine neue Sorte Arzt, oder besser gesagt, eine neue Arztbezeichnung entstanden, ein Mittelding zwischen einem Chirurgen und einem Spezialisten. Ich meine damit die Bezeichnungen Orthopädischer Chirurg, Urologischer Chirurg, Neuro-Chirurg, Unfall-Chirurg usw. Man könnte diese neue Spezialistensorte als die Adjektiv- oder Bindestrichchirurgen bezeichnen, wie die Amerikaner einen Teil ihrer Landsleute, die Deutsch-Amerikaner usw. als Bindestrichamerikaner bezeichnen.

Ich will gern zugeben, daß die Entwicklung dieser Adjektivfächer durch die Ausbreitung unseres Wissens begünstigt wurde. Auf der einen Seite fällt es dem allgemeinen Chirurgen etwas schwer, all die verfeinerten diagnostischen Untersuchungsmethoden zu beherrschen. Auf der anderen Seite hat die Teilung der Verantwortlichkeit etwa in dem Sinne, daß der eine Arzt die Diagnose macht, der andere die Operation ausführt, ihre großen Mißlichkeiten und Gefahren.

Aber, meine Herren, sind denn diese Bindestrichchirurgen wirklich etwas Neues? Nein, und abermals *nein*: Sie waren immer in den Reihen der Chirurgen zu finden und sie sind auch heute noch da. Sie verzichten nur auf das Adjektiv und nennen sich schlechthin Chirurgen. Sie sitzen hier unter uns, ich brauche Ihnen die Namen nicht zu nennen. Der eine ist eine Kapazität auf dem Gebiete der Lungenchirurgie, der andere auf dem Gebiete der Plastik, der dritte auf dem Gebiete der Hirnchirurgie, der andere auf dem Gebiete der Magenchirurgie und andere auf dem Gebiete der Gelenkchirurgie, der Darmchirurgie, des Rectumcarcinoms usw. Gerade sie gehören zu den großen Meistern unseres Faches.

Sind diejenigen, welche sich ein Adjektivum als Amtsbezeichnung vor den Chirurgen setzen, deshalb größere oder berufenere Spezialisten? Gerade dadurch, daß sie ihre Spezialität nur im Adjektiv ausdrücken und im Substantiv den Chirurgen stehen lassen, bekennen sie doch selbst, daß die Chirurgie die Hauptsache ist.

Wollte man, wie es die Propheten der Aufsplitterung sich denken, durch Regierungs- und Verwaltungsmaßnahmen aus diesen frei gewählten Lieblingsbeschäftigungen einzelner Chirurgen Zwangsexklaven machen, so sehe ich vor allem *eine* große Gefahr, eine Gefahr für die Ausbildung des Nachwuchses.

Über eine Forderung sind sich wohl alle einig.

Welche Bezeichnung auch immer ein Arzt sich oder seiner Spezialität zulegen mag, sobald er große Operationen ausführen, also große chirurgische Aufgaben meistern will, muß er die chirurgische Kunst gründlich verstehen. Vorläufig ergeben sich in dieser Hinsicht keine Schwierigkeiten, denn die sog. Spezialgebiete, die ihre Unabhängigkeit vom Mutterlande proklamieren, verfügen zur Zeit noch über Männer, welche durch die chirurgische Schule hindurchgegangen sind.

Wie sollen aber diese Herren ihren Schülern, ihrem Nachwuchs die chirurgische Kunst übermitteln? Glaubt man, man könne junge Ärzte zu Meistern der operativen Kunst machen, wenn man ihnen an einem beschränkten Krankenmaterial nichts weiter zeigen kann als die Chirurgie *eines* Organs? Ich behaupte, wenn ich meinen Schülern nichts beibringe als Nieren zu operieren, so werden sie auch das Nierenoperieren niemals richtig erlernen.

Es kommt mir geradezu wie eine Selbstverständlichkeit vor, wenn ich im Namen der Chirurgie und der Chirurgen die Forderung erhebe, daß jeder Arzt, der die operative Chirurgie in sein therapeutisches Repertoire aufnehmen will, eine gründliche Chirurgische Ausbildung durchmachen muß. Nur in langjähriger Schulung, in einer Erfahrung, die auf ganz breiter Unterlage ruht, können die Männer heranreifen, die den verantwortungsvollen Aufgaben operativer Kunst gewachsen sind. Diese Möglichkeit besteht aber nur, solange es eine allgemeine Chirurgie gibt.

Wir Chirurgen haben gegen diese Absplitterungstendenzen eine gute Abwehrwaffe, und die wollen wir anwenden. Wir wollen immer der Welt zeigen, daß wir diese sog. Sondergebiete nicht nur beherrschen, *wir wollen führend bleiben.*

Ich glaube an eine aufsteigende Entwicklung, wenn man dem natürlichen Spiel der Kräfte freie Bahn gibt, ich glaube aber ebenso fest daran, daß man die Entwicklung der Chirurgie drosselt, wenn man sie durch künstliche und unnötige Anerkennung neuer Spezialfächer zerstückelt.

2. Abschlußbericht

Sorgen und Freude macht die Leitung des Kongresses. Die Sorgen waren zweierlei.

1. Die Überfülle der andrängenden Redner. Man weiß kaum Rat, wie man sie alle zum Worte bringen soll. Etwas habe ich angenehm gefunden: es besteht eine gute Tradition und die meisten der Redner üben Selbstzucht. Selbstverständlich ist die Überfülle der sich meldenden Redner ein gutes Prognosticum für die Lebenskraft und Zukunftsaussichten unserer Gesellschaft. Daß ich 3 Hauptreferate aufgestellt habe, ist ein Fehler. 2 sind genug. Das übrige soll den freien Vorträgen bleiben.

2. Finanzielle Sorgen. Die Mitgliederzahl wächst, die Mitgliederbeiträge werden bezahlt, soweit spüren wir die Weltkrise nicht. Aber über dem Umwege über das Langenb.-Virchow-Haus kommt die Weltkrise auch über uns. Die Mietverträge sind gekündigt, neue nur unter schlechten Bedingungen abzuschließen, also starker Rückgang der Einnahmen. Dem gegenüber steht die Unerbittlichkeit der Steuerbehörden, so daß ein starkes Defizit entsteht, das von der Gesellschaft gedeckt werden muß.

Meinem Nachfolger empfehle ich vor allem die Hand auf die Kasse zu halten. Videant Consules!

Viele Freude hat mir die Leitung des Congresses gemacht. Ich fühlte mich richtig getragen von einer Welle aufrichtiger Freundschaft. Allen diesen lieben Freunden besonders den früheren und dem letzten Vorsitzenden (meinem treuen Prorektor) herzlichen Dank. Meinem Nachfolger ein aufrichtiges Glückauf!

Fr. Voelcker.

57. TAGUNG (1933)

Vorsitzender WILHELM ROEPKE *(Wuppertal-Barmen)*

1. *Aus der Eröffnungsrede**

Wie er (BERNHARD RIEDEL) in Wort und Schrift, im Unterricht und auf den Kongressen frei war von jeder Schönfärberei, so war er auch ein abgesagter Feind alles dessen, was als theatralische Beigabe gewertet werden konnte, was geeignet war, auch nur den Anschein eines gewollten Anpreisens seines Könnens zu erwecken. Diese Wahrhaftigkeit, die hohe Auffassung von seinem Beruf, dieses aristokratische Fernhalten und Abwehren allen äußeren Scheins sind einige der Ruhmesblätter in dem Kranze, den meine Erinnerung meinem verstorbenen Lehrer flicht.

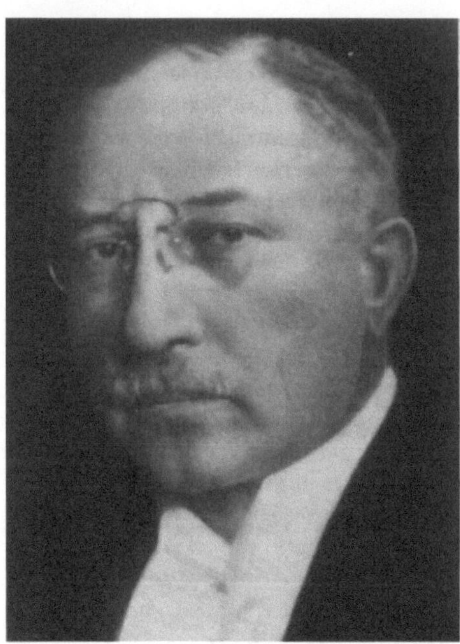

Abb. 23. WILHELM ROEPKE

Solche Eigenschaften aber sind es, ohne welche wir unsere großen Führer nicht denken können, die den guten Ruf der deutschen Chirurgie begründeten und weiter schützen, sie sind es, die Forschen, Lehren und Handeln bestimmen und im Wirken unserer Gesellschaft ihren Ausdruck finden sollen.

Daß ich dieses so hervorhebe, liegt in den besonderen Verhältnissen der Zeit begründet, die hoffentlich bald ganz überwunden sein werden, einer Zeit, in der unter dem Druck der wirtschaftlichen Einengungen, im erschwerten Kampf ums Dasein Einflüsse sich geltend machen, welche die alten hohen Begriffe von Berufs- und Standesehre zu lockern geeignet sind. In mancherlei Form treten die Versuchungen an den Arzt heran, sein vermeintlich besseres Können in Wort und Schrift und Bild sozusagen an die Reklamesäule schlagen zu lassen, es zuzulassen, daß in offener und versteckter Form die Leistung eines Fachgenossen dem Laien gegenüber herabgewürdigt wird, es gar zu dulden, daß unter Hergabe seines Namens die geschäftliche Anpreisung eines Mittels durch Begutachtung dem Unternehmer gewinnbringender gestaltet wird.

* Arch. klin. Chir. **177**, 3 (1933).

Das Andenken an unsere Toten, die Geschichte unserer Gesellschaft, unsere Tradition verlangen von uns, daß wir Front machen gegen solches Ansinnen.

2. Abschlußbericht

Die siebenundfünfzigste Tagung fand vom 19. bis 22. April 1934 im Langenbeck-Virchowhause statt. Es waren 906 Teilnehmer gezählt, darunter 98 Ausländer, Tschechoslow. 18, Schweiz 13, Oesterr. 12, Schweden 15, Holland 11, Dänemark 10, Norwegen, Finnland je 4, Rumänien 2, Lettland 2, Italien, Bulgarien, Türkei, Polen, Griechenland, Litauen, Belgien je 1.

In der Eröffnungsansprache gedachte der Vorsitzende seines verstorbenen Lehrers BERNHARD RIEDEL.

Die Vorbereitung zum Congress, bei welcher der I. Schriftführer Herr Geh. Rat A. BORCHARD den Vorsitzenden in freundschaftlichster Weise unterstützte, war nicht leicht wegen der übergrossen Zahl von Vortragsanmeldungen, denen nicht immer die geforderten kurzen Inhaltsangaben beigefügt waren. Einige Kliniken waren scheinbar der Ansicht, dass nicht genügend Anmeldungen einlaufen würden, weshalb sie bis zu 6 Rednern aus ihren Assistenten zugleich anmeldeten. Hier muss der Vorsitzende, nachdem er die Vorträge nach ihrem Wert und entsprechend dem Charakter, den er dem Congress geben möchte, ausgewählt hat, sich nicht bewegen lassen, dem Fürsprecher zu Liebe die Anmeldungen in die Aussprache einzureihen, wenn sie nicht einen hervorstechenden inneren Zusammenhang mit dem voraufgehenden Vortrag haben. Schwierigkeiten bei der Aufstellung des Programms machten sich dadurch geltend, dass einige Redner zu Worte kommen wollten, die auch an anderen gleichzeitig stattfindenden Congressen auftreten sollten. Es müsste erstrebt werden, dass die Tagungen jüngerer Gesellschaften, die Grenzgebiete der chirurgischen Wissenschaft behandeln, nicht mit der Tagung unserer Gesellschaft zusammenfallen. Besonders dankbar begrüsse ich es, dass eine Reihe unserer hervorragenden älteren Mitglieder sich so rege an den Vorträgen und der Diskussion beteiligt haben. Gerade deren Mitarbeit macht unsere Tagungen so wertvoll.

Für die diesjährige Tagung waren nur zwei Referate vorgesehen, die aus dem Gebiete der Extremitäten und Unfallchirurgie genommen waren. Es sollten damit diese Gebiete der Chirurgie etwas mehr in den Vordergrund gerückt werden. Herr MAGNUS-Bochum behandelte die Indikationen und Contraindikationen in der Frakturbehandlung und Herr BIRCHER-Aarau die Binnenverletzungen des Kniegelenks. — Beide Herren haben in vorbildlicher Form ihre Aufgabe erledigt und fanden im ganzen Hause interessierte und dankbare Zuhörer. Eine rege Aussprache schloss sich an. Dadurch, dass nur zwei Referate gehalten wurden, konnte das Programm gut erledigt werden, obwohl die geschäftliche Sitzung besonders viel Zeit in Anspruch nahm. Die Zahl der Vorträge und Aussprachen hat 187 betragen, der der Lichtbilddemonstrationen 19.

Die Herren EUGEN ENDERLEN und GUSTAV POMMER wurden zu Ehrenmitgliedern ernannt. Die im Ausschuss vorbereitete Denkschrift über die Ausgestaltung des Unterrichts und der Prüfungen in der Chirurgie, Orthopädie und Unfallchirurgie wurde am 3. Sitzungstage von der Versammlung genehmigt. Der Gesellschaft wurden 3 wertvolle Geschenke gemacht. Von Herrn BIRCHER-Aarau ein Buch, betitelt: Über ärztliches und besonders chirurgisches Deuten und militärische Truppenführung. Von der Firma Ambrosius Barth die 6. Auflage der Operationslehre von BIER, BRAUN und KÜMMELL und von Herrn Geh. Rat REICHEL der II. Bd. Neue deutsche Chirurgie 33^{b} Die Neubildung des Darmes.

An das Reichsministerium des Innern wurde auf Grund der Vorträge der Herren Prof. KONRICH-Berlin und ZEISSLER-Altona eine Eingabe beschlossen, zur Sicherung der dringend notwendigen Besserung der Catgutversorgung eine Catgut-Prüf- und Beratungsstelle in die Wege zu leiten.

Unter lebhaftem Beifall wurde der Eingabe an den Minister für Wissenschaft, Kunst- und Volksbildung zugestimmt, die im Jahre 1931 vorgenommene Einschränkung der Universitätsklinik in der Ziegelstr. zu beseitigen und so bald wie möglich die Wiederherstellung einer Vollklinik durchzuführen. Vom Minister kam eine zusagende Antwort und wir hatten die Freude, schon im Wintersemester 1933 die Wiedereröffnung der Klinik zu erleben. Herrn Geh. Rat KÖRTE wurden zu seinem 80. Geburtstage die herzlichsten Glückwünsche der Gesellschaft durch den Vorsitzenden überbracht.

In dankbarer Freude werde ich mich immer an das Jahr meines Amtes als Vorsitzender der Deutschen Gesellschaft f. Chirurgie erinnern, da ich soviel liebevolle Unterstützung von allen Seiten erfahren habe. Mein besonderer Dank gilt dem I. Schriftführer Herrn Geh. Rat A. BORCHARD für seine aufopfernde Hilfsbereitschaft.

Der Deutschen Gesellschaft für Chirurgie ein Vivat crescat floreat!

Meinem Nachfolger Herrn KIRSCHNER die besten Wünsche!

Wuppertal-Barmen

W. Röpke

Vorsitzender des Jahres 1933

58. TAGUNG (1934)

Vorsitzender MARTIN KIRSCHNER *(Tübingen)*

*1. Aus der Eröffnungsansprache**

Wir alle fühlen es: Hier, auf *unserer* alljährlichen Tagung ist der Mittelpunkt, *hier* schlägt das Herz der deutschen Chirurgie. *Hier* ist der Amboß, wo der Fortschritt — manchmal unter lebhaftem Funkensprühen geschmiedet wird, und uneingeschränkt gilt auch heute noch das Wort, das BERNHARD V. LANGENBECK bei der Eröffnung des 1. Kongresses im Jahre 1872 geprägt hat, das ERNST V. BERGMANN bei der 25jährigen und WERNER KÖRTE bei der 50jährigen Festsitzung wiederholt haben: „*Die Reinheit der chirurgischen Lehre ist der Deutschen Gesellschaft für Chirurgie anvertraut!*"

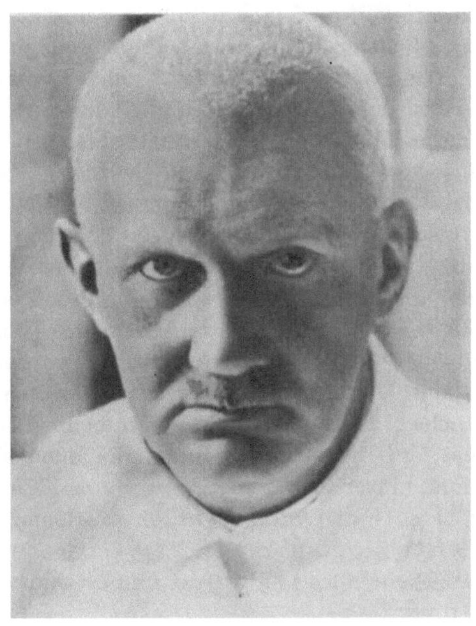

Abb. 24. MARTIN KIRSCHNER

Unsere Gesellschaft ist *ein lebendiger Organismus*, der den Gesetzen von Leben und Tod unterworfen ist. Und doch braucht sie nicht zu altern, sie braucht in ihrer Gesamtheit nicht zu sterben. Wohl welken im Jahreswechsel einzelne Zweige, aber an anderen Stellen kommen neue, jugendfrische Sprossen hervor. Daher empfinden wir den *Griff des Todes*, der auch im letzten Jahre große Lücken in unsere Reihen gerissen hat, wohl mit Trauer und Wehmut, aber nicht als eine Schwächung unseres an sich ewig lebensfähigen Organismus. Lassen Sie uns unserer Toten gedenken.

Kein akademischer Beruf ist so geeignet, das *soziale Verständnis* für die Handarbeit zu empfinden, und die Verbindung mit den werktätigen Volksgenossen zu pflegen wie der des Chirurgen. Denn gerade seine alltägliche Tätigkeit verkörpert in glücklichster Weise eine fortlaufende Verbindung der Handarbeit mit der Kopfarbeit. Das was der *Kopf* durch Geistesarbeit gefunden und plant, das setzt die *Hand* bei der Operation in die Tat um. Aber wenn unsere praktisch-operative Arbeit

* Arch. klin. Chir. **180**, 3 (1934).

zu einem großen Teil auch der Bewältigung *mechanischer* Probleme gilt und gleich mancher anderen Schwerarbeit häufig durch die Länge und durch die Stetigkeit des Kraftaufwandes in einer überhitzten Umgebung mit erschöpfender Anstrengung verbunden ist, so unterscheidet sie sich doch von der Tätigkeit des reinen Handarbeiters in jedem Augenblick durch die Unberechenbarkeit des lebenden Objektes, durch die gesteigerte Last der Verantwortung für unersetzliche Werte und durch die Schwierigkeit und Schnelligkeit der Entschlüsse beim Eintritt unvorhergesehener Zufälle. Manchmal sehnen wir uns im sorgenerfüllten Operationssaal wohl danach, gleich den uns durch körperliche Arbeit verbundenen Volksgenossen am Schraubstock zu stehen, mit dem Hammer auf lebloses Material einzuschlagen oder erdverbunden hinter dem Pflug herzugehen und nach getaner Arbeit einmal wirklich ganz zu ruhen.

Und dieses Verständnis des Chirurgen für den Wert der Handarbeit wird noch dadurch vertieft, daß unsere Tätigkeit unmittelbar auf das Wohl unserer Volksgenossen eingestellt ist, daß sie für *uns Dienst am Volke* bedeutet. So ist der Beruf des Chirurgen — richtig verstanden und geübt — geradezu lebendig gewordener *Sozialismus*. Das ist für uns das letzte Ziel, und dieses Bewußtsein ist der schönste Lohn für manches, das wir entbehren müssen. Denn viele von uns können die Tage und die Nächte zählen, in denen sie, nachdem sie das Tor der Klinik hinter sich zuschlagen, einmal *nicht* durch die Sorge um einen schweren Fall verfolgt wurden, in denen sich das Gehirn nicht immer aufs neue die grüblerische Frage vorlegte, wie der Ausgang eines schweren Krankheitsfalles sein würde, und ob man es nicht anders besser gemacht hätte.

Wenn aber der Chirurg eine derartig schwere und vielseitige Aufgabe voll, gern und freudig erfüllen soll, so muß er auch im Bereiche seiner durch die Summierung seelischer und körperlicher Arbeit gesteigerten Verantwortung *Freiheit und Souveränität des Handelns* besitzen. Wer seine Klinik oder sein Krankenhaus verantwortungsvoll, großzügig und erfolgreich führen soll, den darf man nicht kleinlich beschränken, weder von innen noch von außen.

2. *Abschlußbericht*

Da der Deutschen Gesellschaft für Chirurgie nach den Worten ihres 1. Vorsitzenden BERNHARD VON LANGENBECK „die Reinheit der chirurgischen Lehre anvertraut ist“, so erachte ich es als Pflicht des jeweiligen Vorsitzenden, zu diesem von seiner Hand seinem Nachfolger getreulich weitergegebenen Buche nicht nur über das Leben der Gesellschaft und über den Ablauf der von ihm geleiteten Tagung zu berichten, sondern in kritischen Zeiten auch seine Ansicht über die Lage der gesamten Deutschen Chirurgie niederzulegen.

Die politischen Ereignisse der letzten Jahre haben die Deutsche Gesellschaft für Chirurgie zu einem früher nicht beobachteten und niemals erwarteten Maße berührt. Getreu der von unseren Vätern ererbten Sitte habe ich versucht, die Unabhängigkeit der Gesellschaft nach Möglichkeit zu wahren. Bei ihrer Gründung hatte unsere Gesellschaft einst einen ihr angebotenen Staatszuschuss abgelehnt, da ihr die völlige Unabhängigkeit für ihre und der deutschen Chirurgie gedeihliche Entwicklung notwendig erschien. Wer heute die seitdem verflossene glanzvolle Zeit der deutschen Chirurgie und der deutschen Gesellschaft für Chirurgie rückschauend überblickt, wo beide unter den Völkern der Erde an der Spitze marschierten, wird von der Richtigkeit der damals getroffenen Entscheidung überzeugt sein. Es erscheint mir daher als eine wichtige Aufgabe der kommenden Vorsitzenden, auch künftig für die Verwirklichung dieses Grundsatzes einzutreten.

Wenn auch diesmal die in der Osterwoche traditionell stattgefundene Tagung unserer Gesellschaft in ihrem äusseren Ablauf und in ihrer wissenschaftlichen Ausbeute vielleicht nicht hinter der Höhe früherer Versammlungen zurückblieb, und von vielen massgebenden Seiten sogar als besonders glücklich bezeichnet wurde, so sind doch Zeichen vorhanden, die mit Sorge für die Weiterentwicklung der deutschen Chirurgie erfüllen können. Die Arbeitsmöglichkeit und die Arbeitsfreudigkeit an den Universitätskliniken und grossen Krankenanstalten, die von jeher das Rückgrat der deutschen Chirurgie bilden, sind namentlich bei dem chirurgischen Nachwuchs gegenwärtig aus mehrfachen Gründen stark vermindert. Daher haben die Quantität und die Qualität der wissenschaftlichen Arbeiten, der Veröffentlichungen in den Zeitschriften und Archiven, es haben die Anmeldungen zu Vorträgen und Aussprachen in wissenschaftlichen Gesellschaften und auch auf unseren Tagungen, und es hat bisweilen die Harmonie des täglichen Zusammenarbeitens von Lehrern und Schülern nachgelassen. Man gewinnt den Eindruck, dass die diese Verhältnisse beeinflussenden Änderungen sich nicht zum Segen auswirken und die wissenschaftliche Stellung Deutschlands im Wettbewerb der Völker gefährden. Die deutschen Universitäten waren durch die Jahrhunderte deutscher Geschichte der Grundstock des wissenschaftlichen Hochstandes, die Hüter der idealistischen Lebensauffassung und der Hort des nationalen Fühlens unseres Volkes; sie haben die hervorragendsten Ärzte und Wissenschaftler der Welt ebenso wie die Kämpfer von Ypern und Langemarck gebildet.

Eine Mitarbeit, eine Einwirkung, Ratschläge oder eine Kritik bei der Gestaltung der für den geistigen und den körperlichen Fortbestand unseres Volkes höchst bedeutungsvollen, jetzt vorgenommenen Umformungen sind dem Vorsitzenden der Deutschen Gesellschaft für Chirurgie bisher versagt geblieben, so dass seine in früheren Jahren selbstverständliche, von ihm heute vergeblich erwartete und von späteren Geschlechtern rückblickend möglicherweise geforderte Mitwirkung heute nicht erfolgen kann.

Vielleicht gewährt das Schicksal meinem Nachfolger im Vorsitz, dem ich die Leitung unserer Gesellschaft und dieses Buch zu treuen Händen übergebe, eine Möglichkeit des Handelns und der Einwirkung in dieser Richtung, die er dann ausnutzen möge, — sofern sein Herz von gleicher Sorge wie das meine erfüllt ist.

Heidelberg, 27. Januar 1935.

Kirschner.

59. TAGUNG (1935)

Vorsitzender GEORG MAGNUS *(Berlin)*

*1. Aus der Eröffnungsansprache**

Zu jeder Zeit haben die Menschen, die es mit ihrer Lebensarbeit ernst nehmen, zu ringen gehabt mit den Problemen ihres Berufes, haben ihre menschliche Unvollkommenheit schmerzlich empfunden, wenn sich Theorie und Praxis nicht decken wollten, haben an Mißerfolgen umlernen und große Fragen ihrer Wissenschaft offenlassen müssen. Will man das eine Krise in Wissenschaft und Beruf nennen, so hat jede Generation sich mit solcher Krise abzufinden, auch wir.

Zu sagen, daß die Chirurgie von heute sich in einer besonderen Krise befinde, besteht keine Veranlassung. Man kann fast das Gegenteil behaupten; haben wir doch z. B. in der Wundbehandlung wie auch in

* Arch. klin. Chir. **183**, **3** (1935).

der Therapie der Knochenbrüche, belehrt durch die gewaltige Erfahrung des Weltkrieges, einen besonders klaren und scharf umrissenen Standpunkt gewonnen. Wir kennen selber sehr wohl unsere Skrupel und Zweifel, empfinden schmerzlich die Lücken unseres Wissens und hören die Mißklänge im Konzert der wissenschaftlichen Meinungen. Aber wenn, besonders in Laienkreisen, heute soviel von einer schweren Krise in der Medizin die Rede ist, so fühlen wir von der Chirurgie uns nicht betroffen. Wir spüren ein festes Fundament voll starker Tradition, von zuverlässigen Charakteren behütet und uns vermacht. Und auf dem wollen wir mit Glauben und Zuversicht weiterbauen.

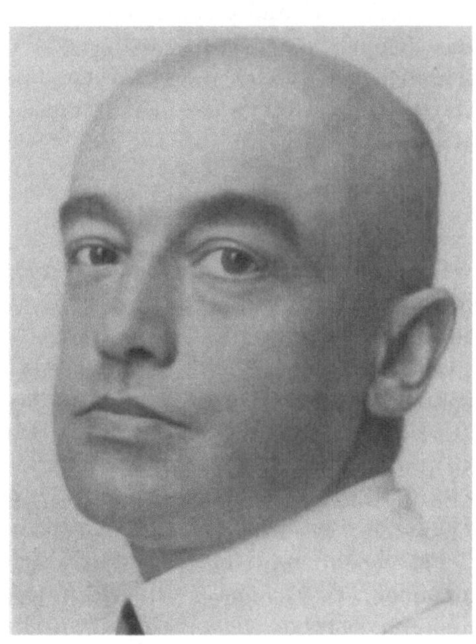

Abb. 25. GEORG MAGNUS

Wenn wir die Zeichen der Zeit recht verstehen, so drängt sich im ärztlichen Denken in den Vordergrund ein Wunsch, den Mitmenschen noch mehr als bisher körperliches Leiden abzunehmen oder zu erleichtern. Jedenfalls besteht kein Zweifel, daß der Mensch von heute an die Schmerzbetäubung besonders hohe Anforderungen stellt, und daß der Arzt von heute sich besonders sorgfältig mit dem Thema zu beschäftigen hat.

Wenn im vergangenen Jahr HEINRICH BRAUN* von uns gegangen ist, so wissen wir, daß wir in ihm den besten Kenner und den erfolgreichsten Forscher auf dem Gebiet der örtlichen Betäubung betrauern. Und wir sind es ihm wohl schuldig, noch einmal an dieser Stelle zu sagen, was die Chirurgie ihm zu danken hat. Besteht doch nicht der geringste Zweifel, daß der Ausbau der Leitungsanaesthesie im wesentlichen das Werk BRAUNs ist. Und je sicherer wir dieser historischen Tatsache sind, desto stärker werden wir die Pflicht empfinden, auch den anderen Männern gerecht zu werden, die an diesem großartigen Werk mitgeschaffen haben. Und die Notwendigkeit, durch unparteiische Forschung einem oder dem anderen dieser Mitarbeiter sein Recht werden zu lassen, betrifft in erster Linie CARL LUDWIG SCHLEICH! Nicht um alten Zank aufzurühren, wollen wir seines Schicksals ge-

* Bild S. 16.

denken, sondern um einen Streit, der vielleicht nicht ganz nötig war, mit freundschaftlichen und behutsamen Händen zu begraben.

Soll SCHLEICH sein Verdienst um die Infiltrationsbetäubung nicht geschmälert werden, so ist auf der anderen Seite BRAUN auf dem Gebiete der Leitungsanaesthesie der unbestrittene Führer. Allerdings hat er auch schon seine Vorläufer gehabt. ... Je stärker die seelische Erschütterung des Verletzten ist, desto seltener wird der Chirurg in der Lage sein, in örtlicher Betäubung zu operieren.

Unverändert und unveränderlich bleibt in unserem beruflichen Kreis das Ringen nach Wahrheit in der Wissenschaft, der Kampf gegen körperliches Leiden und Sterben unserer Mitmenschen. Humanes Arzttum und Heiligkeit der Wissenschaft bleiben die Ideale unseres Berufes.

2. *Abschlußbericht*

Der 59. Kongreß tagte vom 24.—27. April. — Hauptreferate wurden gehalten von Herrn BAUER (Breslau) über „Technik und Methodik der Sterilisation beim Mann", von Herrn VON MIKULICZ (Königsberg) über „Indikation und Technik der Sterilisation bei der Frau". Am 2. Tage sprach Herr STICH (Göttingen) über „Postoperative Embolie", am 3. Tage Herr SCHLÖSSMANN (Bochum) über „Hämophilie mit besonderer Berücksichtigung ihrer Bedeutung als Erbkrankheit", am 4. Tage Herr VOELCKER (Halle) „Über den augenblicklichen Stand der Prostatafrage mit besonderer Berücksichtigung der Operationstechnik".

Es scheint mir richtig, in dieser Weise jedem Tage seine Überschrift zu geben. Der Kongreß teilt sich in bestimmte Themata, an die sich die anderen Vorträge leicht angliedern. Es scheint mir erwägenswert, ob man die Arbeit der Tagung nicht ganz auf solche Hauptgebiete beschränken und die kleinen ganz freien Vorträge, die so leicht inhaltlich auseinander fallen, ganz vermeiden sollte. Der Projektionsabend dürfte überflüssig geworden sein, da die technischen Einrichtungen ja doch die Projektion bei jedem Vortrag gestatten. Man könnte dadurch die Abendstunden für eine reguläre Sitzung frei machen. Ich würde am 1. Tage um 9 Uhr anfangen; dadurch würde eine Stunde gewonnen, und der 1. Vormittag, der bei dem jetzigen Brauch zu kurz scheint, könnte inhaltsreicher gestaltet werden.

Herr KÖNIG (Würzburg) wurde zum Ehrenmitglied gewählt.

Das Programm wurde durchgeführt, und zwar wurden 93 Vorträge und 111 Aussprachebemerkungen gehört bei ausgezeichneter Rede-Disciplin, die dem Vorsitzenden die Arbeit sehr erleichterte.

Die Sorgen des Herrn Präsidenten vom vergangenen Jahr scheinen mir bisher nicht begründet. Was den Einfluß der Gesellschaft auf die geistige Gestaltung der Zeit betrifft, so glaube ich, daß jeder Einzelne wie bisher bemüht sein sollte, gute Arbeit zu leisten, als Arzt, Lehrer und Forscher gewißenhaft, ehrlich und bescheiden seine Pflicht zu tun, den Vorbildern nachzueifern, die wir in der Gesellschaft in ihrer Vergangenheit so überreich besitzen, und gütig und kameradschaftlich gegen seine Umgebung zu sein. Solange jeder Einzelne bestrebt ist, die eigene Persönlichkeit untadelig zu gestalten, dürfte die Sorge um die Gesellschaft unbegründet sein.

Der Vorsitzende für das Jahr 1935.

G. Magnus (Berlin)

60. TAGUNG (1936)

Vorsitzender ERICH LEXER *(München)*

*1. Aus der Eröffnungsrede**

Jede Umwälzung in nahestehenden oder ferneren Gebieten fand ihr Echo in ausdauerndem Erforschen ihres Wertes für die Chirurgie. So wie lange Zeit die wissenschaftliche Chirurgie vorwiegend beherrscht war von der Cellularpathologie VIRCHOWs und seine Geschwulstlehre die Arbeiten beeinflußte, so hat auch der Siegeszug der Bakteriologie und Serologie in der Forschungszeit ROBERT KOCHs und v. BEHRINGs eine Fülle neuer Aufgaben gestellt und dem wissenschaftlich forschenden Chirurgen neue Wege gewiesen.

Heute sind wir der Physiologie, der pathologischen Physiologie und der biologischen Chemie so nahegetreten, daß wir sie mit der inneren Medizin als wichtigste Grenzfächer betrachten, ohne deren Beherrschen kaum ein bedeutsamer Fortschritt zu erwarten ist. Denken wir nur an die Arbeiten über Operationsgefährdung und Thrombosebereitschaft, an die funktionellen Untersuchungsverfahren wichtiger Organe und an die Erforschung der Hormone und Vitamine.

Diese Wandlungen geschahen langsam. Stets wurden Neuerungen erprobt und aufgenommen, altes Überholtes abgelegt. Daneben galt, wie zu allen Zeiten, die Anatomie als selbstverständliche Grundlage unseres Handwerks, und die chirurgische Kunst ist dabei nicht zu kurz gekommen. Ängstliche Gemüter mögen in solchen Verschiebungen

---

* Arch. klin. Chir. **186**, 3 (1936).

unsichere und gefährliche Wendepunkte erblicken, wir sehen darin nur echtes Leben und Streben und wünschen unserer Chirurgie noch viele solche „Krisen“.

Rückblicke können stolz machen, und dieser Stolz ist auch für die deutsche Chirurgie berechtigt, denn mit Erfolg haben wir uns, oft führend, oft auch folgend, an der Arbeit der Chirurgen aller Kulturnationen beteiligt.

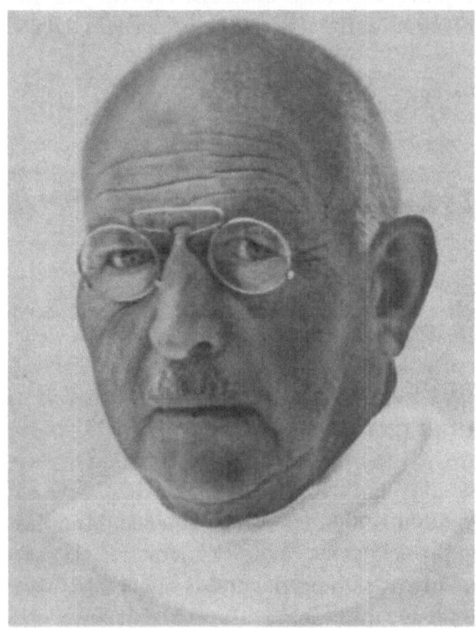
Abb. 26. Erich Lexer

Aber fruchttragende Zweige starren nicht zum Himmel, sondern senken sich demütig zur Erde.

Wir denken an das Viele, das immer noch nicht trotz der Arbeit der 63 Jahre zur Lösung gekommen ist, und bitten um Kraft, diese Aufgaben erfüllen oder wenigstens ihre Lösung vorbereiten zu können für die, die nach uns kommen.

Möge dies Streben nach Vervollkommnung auch unter den deutschen Chirurgen nie erlahmen und der deutschen Chirurgie in Zukunft noch viele bedeutsamen Fortschritte beschieden sein.

Denken wir doch nur an die neuerdings wieder — kaum ist Zeileis erledigt — dem leichtgläubigen Volk gemachten Hoffnungen für Krebsheilung ohne jeden Eingriff mit Einspritzungen! Mit aller Kraft müssen wir Wahrheit und Klarheit und auch ihre Verbreitung verlangen, um unsere Volksgenossen vor unendlichem Schaden zu bewahren!

Hoffen wir also, daß Zeit und Erkenntnis durchgreifenden Wandel schaffen, damit uns ein guter Nachwuchs von Vollchirurgen beschieden ist, um zu erhalten und zu fördern, was in 63 Jahren in steter Entwicklung und in aufsteigendem Werdegang blühte, wuchs und gedieh.

Dies ist unser zweiter Wunsch zum heutigen Tage!

2. *Abschlußbericht*

Mit dieser Tagung trat die deutsche Gesellschaft für Chirurgie in ihr siebentes Jahrzehnt. Ich war bemüht, der Tagung ohne besondere

Kostenansprüche ein festliches Gepräge zu geben. Dem entsprach die Eröffnungsrede, die vor allem der Entwicklung unserer Gesellschaft und dem 100. Geburtstag Ernst von Bergmanns gewidmet war. Weiterhin wurden auf meine Veranlassung zwei Festvorträge gehalten 1. Geschichte der Laparotomie von Professor Schmieden, 2. Gegenanzeigen bei nicht dringlichen Operationen von Professor Clairmont. Schließlich wurden durch meine persönliche Einladung ausländische Chirurgen von Bedeutung zur Teilnahme an der Tagung aufgefordert. Meine Absicht, ausländische chirurgische Gesellschaften um offizielle Vertreter zu ersuchen, fand im Ausschuß keine Gegenliebe. Durch diese Einladungen hatten wir diesmal aus dem Auslande von Nichtmitgliedern mindestens 50 namhafte Chirurgen als Gäste, von denen sich mehrere mit Vorträgen und in den Aussprachen beteiligten. Gegeneinladungen von Paris und Rom waren die Folge. Auf dem italienischen Chirurgenkongreß in Rom konnte ich im Oktober mit Schmieden unsere Gesellschaft vertreten. Die gewonnenen Beziehungen sollte man erhalten.

An Stelle des nicht mehr nötigen Lichtbilderabends richtete ich einen Empfangsabend mit Damen im Hotel Esplanade ein, der sehr gut besucht war und ausgezeichnet Gelegenheit bot, zu den ausländischen Gästen, aber auch unter unseren Mitgliedern, freundschaftliche Beziehungen zu knüpfen oder zu erneuern. Die Befürchtung mehrerer Ausschußmitglieder, daß durch den Empfangsabend der Besuch des Festessens am nächsten Tage leiden könnte, ergab sich als falsch. Im Gegenteil, dieses verlief von Anfang an sichtlich belebter als sonst, dank den gegenseitigen Begrüßungen am Abend vorher. Die Aufstellung bestimmter Themata als Hauptvorträge mit Aussprache habe ich absichtlich unterlassen, dagegen aus den eingegangenen Vortragsmeldungen freier Wahl einzelne Gruppen gebildet und durch einleitende Vorträge ausgezeichnet. Damit war der Nachteil der „Referate", die langwierige, zeitraubende und sehr oft ermüdende Aussprache, vermieden und durch die Anmeldungen der wissenschaftlich arbeitenden Chirurgen allein betont, welche Kapitel der Chirurgie zur Zeit im Vordergrunde stehen.

Für das Festessen mußten diesmal die offiziellen Einladungen aus Partei, Regierung und Wehrmacht sehr ausgedehnt werden; sie aber künftig so wie für diese Festtagung beizubehalten, halte ich weder für nötig noch für empfehlenswert . . . .

Zur Wahl von Ehrenmitgliedern kam es leider nicht. Die Besprechung im Ausschuß ergab, daß eine Einstimmigkeit auf meine Vorschläge nicht zu erwarten war.

Eine Kritik über den Verlauf der Tagung steht mir als Vorsitzender nicht zu. Nur das eine muß ich hervorheben: die große Disziplin der Mitglieder, die auf den leisesten Wink verstehend gehorchten und so den Vorsitzenden wesentlich unterstützten, daß der Verlauf der Sitzungen würdig und reibungslos sich gestaltete.

Meine Geburtstagswünsche für die deutsche Chirurgie habe ich in der Eröffnungsrede ausgesprochen. Gehen wir mit dem Streben nach ihrer Erfüllung und mit den besten Hoffnungen für unser Vaterland in ein erfolgreiches neues Jahrzehnt!

Erich Lexer. München

61. TAGUNG (1937)

Vorsitzender RUDOLF STICH *(Göttingen)*

*1. Aus der Eröffnungsansprache**

Es sind jetzt gerade 25 Jahre her, seit an dieser Stelle *der* Mann die 41. Tagung unserer Gesellschaft eröffnete, dem ich nächst meinem eigenen, fast 89jährigen ehrwürdigen Arzt-Vater am meisten in meinem Leben als Mensch, als Arzt und als Chirurg verdanke, CARL GARRÈ. Sie werden es verstehen, daß ich dieser beiden Männer am heutigen Tage in liebevoller Ehrfurcht gedenke, eingedenk des hippokratischen Eides, der uns heute verpflichtet wie die Jünger Äskulaps vor mehr als 2000 Jahren. Beide Männer sind mir in ihrer aufrechten und geraden Art, denen alles Unehrliche und Unklare verhaßt war, in ihrer bewunderungswürdigen Offenheit, in ihrer harten Sachlichkeit zeit meines Lebens ein hohes, unerreichbares Vorbild, dabei aber auch eine harte Schule gewesen.

Die *Stellung der Chirurgie* innerhalb der gesamten sog. *Schulmedizin* hat sich in den letzten Jahren kaum verschoben. Was macht es schließlich für das große Ganze aus, wenn einige kleinere Gruppen von Sondergebieten der Chirurgie nach mehr Selbständigkeit rufen? So gerne wir bereit sind, Fortschritte und Einzelleistungen von Vertretern solcher kleineren Fächer anzuerkennen, die immer wieder zutage tretende Sucht, die Chirurgie in kleinste Einzelkünste zu spalten, können wir nicht gutheißen. Das gemeinsame Ziel unseres ärztlichen Handelns muß auch in der Zukunft bleiben, dem gesamten Volke zu dienen und

* Arch. klin. Chir. **189**, 3 (1937).

Kranke zu heilen. Und das kann die große Mutter Chirurgie, auch wenn da und dort ein paar technische Neuerungen hinzugekommen sind, zumeist noch immer so gut wie der kleine Fachspezialist (Zustimmung); der Grenzen seines Könnens muß sich letzten Endes *jeder* Arzt, auch der Chirurg, bewußt bleiben.

Der Grenzen *ihres* Könnens scheinen sich aber nicht alle Vertreter der Sondergebiete bewußt zu sein. Anstatt Grenzen und Gegensätze zu schaffen, sollten sich diese Vertreter von Absonderungswünschen lieber der gemeinsamen Arbeit befleißigen! Wir brauchen den Geist der Zusammenfassung, den Willen zum ganzheitlichen Denken. Das halte ich für eine bessere Gesundheitsführung als den kleinlichen Kampf um Sonderrechte, Pflichtvorlesungen und neue Prüfungsfächer (Zustimmung). Es sind nicht die schlechtesten Vertreter der wissenschaftlichen Heilkunde gewesen, die, wie PAUL ERNST in Heidelberg, das Überhandnehmen der Sonderfächer in der Heilkunde als eines der Zeichen unseres Niederganges angesehen haben.

Und unsere *Stellung zur Homöopathie* und zur *Naturheilkunde*? Ja, m. H., ziehen nicht die Einsichtigen unter uns viele der Heilverfahren, die von den tüchtigen unter den Heilpraktikern angewandt werden, planmäßig und beharrlich als Heilmittel heran, die kalten und warmen Umschläge, die Bäder, das Hungern, wo es nötig tut auch das Mästen, die Diätvorschriften bis zur Rohkost, die Fango- und anderen Packungen, das Sonnenlicht und andere Strahlen verschiedenster Art? Werden nicht die pflanzlichen, tierischen Wirkstoffe, die Vitamine und die Hormone, in Mengen gegeben, die homöopathischer Darreichung nicht fernstehen. Aber *ganz bewußt* können *wir* uns *nicht* dazu entschließen, etwa in den Kampf mit dem Krebs statt mit den scharfen Waffen des Chirurgen und Röntgenologen mit Lehmpackungen und ähnlichen Mitteln einzutreten, solange uns nicht durch sorgfältig mit Krankengeschichten und feingeweblichen Untersuchungen belegte Zahlenübersichten der Beweis gebracht, daß Lehm ebenso gut oder gar besser beim Krebs hilft als Feuer und Schwert. Und diesen Beweis vermissen wir Chirurgen auf vielen Gebieten. Wir nehmen nachdrücklichst Stellung gegen die Anpreisung von Mitteln, die den letzten Pfennig aus den Taschen dieser unglücklichen Kranken holen, ohne ihnen helfen zu können.

Der wissenschaftlich denkende Chirurg ist gleich dem heute so viel verschrieenen *inneren Schulmediziner* leidenschaftlich darauf aus, die Wirkungen seines ärztlichen Handelns *wissenschaftlich* aufzuspüren. Anatomie, Physiologie, die pathologische Anatomie und die pathologische Physiologie zieht er, wie der innere Arzt *bewußt* mit heran in seine Heilverfahren, er beschränkt sich nicht nur auf das Irrationale, sondern sucht die Geheimnisse des Lebens zu ergründen, soweit das dem schwachen Menschengeiste möglich ist.

2. *Abschlußbericht*

Die 61. Tagung unserer Gesellschaft fand ... im Langenbeck-Virchow-Hause statt. Sie verlief anregend und stand, von in- und ausländischen Fachgenossen anerkannt, auf erfreulicher Höhe. Man darf darüber um so mehr befriedigt sein, als manche Pessimisten vergangener Tagungen gefürchtet hatten, daß die wissenschaftliche Arbeit unseres Nachwuchses zu wünschen übrig laße. Der Verlauf der Tagung scheint mir diese Einstellung widerlegt zu haben.

Nach der Eröffnungsansprache des Vorsitzenden, die sich nach der Totenehrung vor allem mit den Gegenwartsaufgaben der deutschen Chirurgen befaßte und die Stellung der deutschen Chirurgie zur Schulmedizin, zur Naturheilkunde, Homoeopathie und der sog. neuen biologischen Medizin umriß, hielt K. H. BAUER-Breslau einen ausgezeichneten, sehr gut aufgenommenen Übersichtsvortrag über den Stand der experimentellen Krebsforschung. Der Vormittag des ersten Tages war dann weiter hauptsächlich der Krebsfrage, der Nachmittag der Hirn- und Rückenmarkschirurgie gewidmet.

Den zweiten Tag eröffnete G. MAGNUS-München mit einem klaren, inhaltsreichen Hauptvortrag über Wesen und Behandlung der Pseudarthrose; auch der weitere Verlauf dieses Vormittags war der Gliedmaßenchirurgie gewidmet. Aus den Nachmittagsvorträgen ist der verantwortungsbewußte Vortrag GULEKES über die Grenzen chirurgischer Verantwortlichkeit herauszuheben.

Der Freitag Vormittag war für eine Aussprache über die Bedeutung der Vitamine für die Chirurgie bestimmt. A. FROMME-Dresden hielt den sehr lehrreichen, inhaltsschweren, klaren Einleitungsvortrag. Dann schloßen sich Vorträge über Brust- und Bauchchirurgie an.

Wie alle Sitzungen, so ging auch die des Sonnabend-Vormittags, dank des ausgezeichneten Vortrages des Göttinger Physiologen REIN über die physiologischen Grundlagen des Kreislaufkollapses vor überfülltem Saale vor sich, wie überhaupt das Mitgehen der Hörer während der ganzen Tagung sehr erfreulich war.

Es haben nicht weniger als 170 Redner auf der Tagung gesprochen, 97 Vorträge sind gehalten worden, 73 Redner haben sich an der Aussprache beteiligt. Durch straffste Disziplin ließ sich die gewaltige Tagesordnung fast restlos erledigen. Ich hatte freilich in wochenlanger mühevoller Arbeit mit jedem einzelnen Redner genauestens die Redezeit vereinbart, habe persönlich viele Vorträge gekürzt, andere sogar stilistisch überarbeitet, Fremdwörter ausgemerzt, kurz, aktiv in die

Dinge schon vor der Tagung eingegriffen, anstatt sie treiben zu laßen; auch die Hauptvorträge konnte ich beeinflußen. Nirgends bin ich damit auf Schwierigkeiten gestoßen, im Gegenteil, zahlreiche dankbare Briefe haben mich zu der Überzeugung gebracht, daß ich richtig gehandelt habe, und die Tagung hat es dann erwiesen.

Auf Grund meiner Erfahrungen möchte ich künftigen Vorsitzenden raten, dafür Sorge zu tragen, daß die unmittelbare Verständigung des Vorsitzenden mit den die Projektions- und Filmvorführungsgeräte bedienenden Leuten noch besser aufgenommen wird als mir das mangels entsprechender Einrichtungen möglich war. Vielleicht würde sich die Herstellung einer telephonischen Verbindung mit dem Vorstandstisch empfehlen. Auch die Verdunkelungseinrichtung müßte vom Vorsitzenden leichter beeinflußt werden können.

Bewußt habe ich eine größere Zahl von Filmvorführungen zugelaßen, als das in früheren Jahren üblich war. Auch hier muß freilich der Vorsitzende schon vor der Tagung für Kürzung sorgen. Filme von einer Dauer über $^1/_4$ Stunde sind schwer tragbar; allenfalls sind sie an den Schluß der Tagesordnung zu setzen. Es gibt immer fleißige Hörer, die sich auch solche Vorführungen gern ansehen. Eine Neuerung war der Operationsfilm mit eingefügten schematischen Zeichnungen der Breslauer Klinik. Er wird sich in den akademischen Unterricht allmählich einführen. ...

Zum Vorsitzenden für das Jahr 1938 wurde Herr GULEKE nahezu einstimmig gewählt. ...

Stich - Göttingen.

62. TAGUNG (1938)

Vorsitzender NIKOLAI GULEKE *(Jena)*

*1. Aus der Eröffnungsansprache**

Soll die Weiterentwicklung der wissenschaftlichen Chirurgie gesichert sein, so muß sich die Forschung an das Nachgewiesene und Nachweisbare halten, sie darf den Boden naturwissenschaftlicher Erkenntnis und naturwissenschaftlicher Denkweise, die alle Lebensvorgänge in ihren Ursprüngen und Zusammenhängen vorurteilslos aufzuschließen sucht und in diesem Sinne wahre Biologie ist, nicht verlassen. Ohne Kenntnis des menschlichen und tierischen Körpers, seiner Organe und der Wechselwirkung ihrer Tätigkeit, ohne Kenntnis des Einflusses der Umwelt auf den gesunden und kranken Körper, ohne Kenntnis der Röntgenstrahlen,

* Arch. klin. Chir. **193, 3** (1938).

der Kolloidchemie oder der Vitaminforschung, ist die moderne wissenschaftliche Chirurgie undenkbar. Und doch dürfen alle diese Erkenntnisse nicht einseitig überschätzt werden. Denn *über allem muß die klinische Betrachtungsweise stehen, die dem ganzen kranken Menschen gilt.* Ein wirklich guter Arzt kann daher nur der sein, der alles Einzelwissen zu einem umfassenden Gesamtbild zusammenschweißen versteht und seine Heilweise unvoreingenommen von überall holt, wenn diese nur der wissenschaftlichen Prüfung standhält. Er muß aber außerdem befähigt sein, auch die seelischen Vorgänge bei seinen Kranken und deren Einfluß auf den Krankheitsverlauf zu erkennen und diese so zu lenken, wie es für die Heilung erforderlich ist. Hier erwächst dem Arzt eine besondere Aufgabe, die vorläufig einer streng wissenschaftlichen Klärung noch nicht zugänglich ist, die aber für den Erfolg jeder ärztlichen Tätigkeit die allergrößte Bedeutung hat.

Wer imstande ist, all diese Forderungen zu erfüllen, der trägt am sichersten dazu bei, daß der Aberglaube an mystische Naturkräfte in den Händen mehr oder weniger geschickter Kurpfuscher gebrochen wird, und die sog. „Krise" in der Entwicklung der Medizin, über die meines Erachtens mehr gesprochen und geschrieben worden ist, als berechtigt und gut war, wieder verschwindet.

Die Chirurgie als technische Wissenschaft muß daneben bestrebt sein, ihr technisches Rüstzeug immer weiter auszubauen und zu vervollkommnen. Bei der Größe des Gesamtgebietes ergibt sich ganz von selbst, daß, je nach Veranlagung und Neigung, der eine dieses Sondergebiet, der andere ein anderes besonders pflegt, und es kann niemand darüber im Zweifel sein, daß diese, auf bestimmte, mehr oder weniger umschriebene Sondergebiete eingestellte Arbeit nötig, ja unentbehrlich ist. Es ist auch durchaus verständlich, daß emporstrebende Sondergebiete die Neigung haben, sich selbständig zu machen und sich von der Mutter Chirurgie mehr oder weniger weitgehend loszulösen. Auf die Gefahren, die diese Entwicklung aber auch mit sich bringt, ist auf unseren Tagungen so oft hingewiesen worden, daß hierauf nicht wieder eingegangen zu werden braucht. Wer für die Heranbildung der nachkommenden Ärztegenerationen verantwortlich ist und die im weiten Lande außerhalb der großen Krankenhäuser durch die örtlichen Verhältnisse nun einmal gegebenen Möglichkeiten übersieht, der kann gar nicht anders, er *muß* zu der Überzeugung kommen, daß eine zu weitgehende Zersplitterung unseres Faches unter Aufgabe der natürlichen Bedingungen, die die einzeln Sondergebiete untereinander und mit der allgemeinen Chirurgie zusammenhalten, weder die Fortentwicklung der einzelnen Sonderfächer und der Gesamtchirurgie dienlich sein, noch auch den Erfordernissen gerecht werden kann, die die ärztliche Versorgung der Kranken in kleinen Städten oder auf dem Lande stellt und stellen muß.

Eine gedeihliche Weiterentwicklung aller hier in Frage kommenden Wissensgebiete ist meines Erachtens nur dann möglich, wenn sie bei aller selbständigen Weiterarbeit, deren Wert kein vernünftiger Beurteiler unterschätzt, ihren Zusammenhang mit der Gesamtchirurgie und untereinander wahren und sich gegenseitig anregen und befruchten. Dazu wird aber eine vertrauensvolle, kameradschaftliche Zusammenarbeit der Vertreter der verschiedenen Fachgebiete vielleicht mehr beitragen können, als der Versuch, die einzelnen Gebiete möglichst scharf gegeneinander abzugrenzen, um Übergriffe zu verhindern; denn bei der nahen Verwandtschaft der Nachbargebiete sind eindeutige Grenzen oft schwer zu finden, und im Enderfolg, im praktischen Leben, wird schließlich doch immer die Leistung entscheiden.

2. Abschlußbericht

Der Verlauf der 62. Tagung der Deutschen Gesellschaft für Chirurgie wies einige Abweichungen vom üblichen Brauch auf ...

So habe ich den Beginn der Eröffnungssitzung schon auf 9 Uhr angesetzt, um den Vormittag möglichst auszunutzen, was schon im Hinblick auf die außergewöhnlich zahlreichen Nachrufe für unsere Verstorbenen in der Eröffnungsrede geboten schien. Es wäre gut, wenn in Zukunft eine Form der Totenehrung gefunden werden könnte, die dem Andenken unserer Toten in würdiger Weise gerecht wird, aber die Nennung jedes Einzelnen in der Rede des Vorsitzenden unnötig macht.

Eine weitere Neuerung bestand darin, dass *eine* Sitzung unserer Tagung gemeinsam mit der Deutschen Orthopädischen Gesellschaft und mit der Deutschen Gesellschaft für Unfallheilkunde, Versicherungs- und Versorgungsmedicin abgehalten wurde, die auf Grund schon im Jahre 1937 vorangegangener Verhandlungen vereinbart worden war. Als Referatthema habe ich dafür den „Verkehrsunfall“ gewählt, der Referent war natürlich ein *Chirurg* — und das sollte auch in Zukunft so bleiben, da die Deutsche Gesellschaft für Chirurgie die Gastgeberin ist. Auch die Gegenvorträge und -Redner habe *ich* in collegialer Besprechung mit den Vorsitzenden der eingeladenen Gesellschaften ausgewählt. Die Teilnahme an dieser gemeinsamen Sitzung war groß; es ging glatter, als ich erwartet hatte, da alle Beteiligten verständnisvoll mitarbeiteten. Ob diese Neuerung sich lebensfähig erweisen wird, bleibt abzuwarten.

Schließlich muß als weitere Neuerung erwähnt werden, daß ... erstmalig eine Ernennung verdienter deutschfreundlicher ausländischer Chirurgen und Gelehrter zu „*Correspondierenden Mitgliedern*“ unserer Gesellschaft erfolgte. Bei richtiger Auswahl der zu Ehrenden wird dieses Verfahren hoffentlich dazu beitragen, das gegenseitige Verständnis und die freundschaftlichen Beziehungen der Chirurgen von Land zu Land zu festigen und zu vertiefen.

Die wissenschaftliche Arbeit des Congresses begann mit dem Hauptvortrag von VERSCHUER: „Woran erkennt man die Erblichkeit angeborener Mißbildungen?“ Der kritische, auf genauer wissenschaftlicher Forschung aufgebaute Vortrag dürfte dem chirurgischen Gutachter eine wertvolle Grundlage für die Beantwortung obiger Frage geworden sein. Der Nachmittag des 1. Sitzungstages wurde von NORDMANN mit seinem hervorragend klaren, knappen und eindrucksvollen Hauptvortrag: „Neuere Anschauungen über die akute Pankreasnekrose und ihre Behandlung“ eingeleitet. Beiden Vorträgen folgte eine rege lebhafte Aussprache. Der Hauptvortrag des 2., gemeinsam mit den Orthopäden und Unfallmedizinern abgehaltenen Sitzungstages betraf den „Verkehrsunfall“ und wurde in fesselnder, trotz des ungeheuren Stoffes knapper Form von hoher Warte aus von KIRSCHNER ausgezeichnet vorgetragen. Als Correferenten sprachen BUHTZ, als gerichtlicher Mediziner, ZUR VERTH über Amputationen beim Verkehrsunfall, HOHMANN über Stumpfpflege und Prothesen, und ZOLLINGER über Begutachtungsfragen beim Verkehrsunfall. Es schloss sich eine Flut von leider zum grossen Teil vorher vorbereiteten Discussions-Vorträgen an. Trotzdem kam etwa die Hälfte der angemeldeten Redner nicht mehr zum Vortrag. Das schadete aber nichts, zumal ich den Rednern das schon vorher mitgeteilt und sie mit der Aufnahme ihrer Niederschriften in das Protokoll getröstet hatte. Der 3. Tag brachte dann SAUERBRUCHs inhaltsreichen Hauptvortrag: „Stand und Kritik der operativen Behandlung der Bronchiectasien und der Lungentuberculose“, auch wieder mit einer sehr ausgiebigen Aussprache besonders seitens der Lungenspezialisten. Trotz vieler widersprechender Anschauungen dürfte der Zweck dieses Vortrages, zu zeigen, daß es sich dabei um eine *chirurgische* Fragestellung handelt, erreicht worden sein.

Die Teilnahme und das Interesse der sehr zahlreichen Zuhörer auch an den übrigen Vorträgen, an der Aussprache und den farbenschönen Filmvorführungen war äußerst rege. Die hervorragende Disciplin der Redner, die fast ausnahmslos die vorher mit mir genau verabredete Zeit einhielten, ermöglichte trotz mancher nicht vorgesehenen Aussprache eine so pünktliche Erledigung der großen Tagesordnung, daß die letzte Nachmittagssitzung bereits um $^{3}/_{4}$ 4 Uhr geschlossen werden konnte, trotzdem 83 Vorträge gehalten wurden und 85 Redner in der Aussprache zum Worte kamen.

Zum Vorsitzenden für das Jahr 1939 wurde Herr NORDMANN nahezu einstimmig, zum Ehrenmitglied Herr SAUERBRUCH fast einstimmig gewählt.

Das Festessen verlief sehr angeregt bei guter Stimmung. Es war auch von unseren ausländischen Freunden zahlreich besucht.

Während nun die Tätigkeit des Vorsitzenden für gewöhnlich mit dem Ende des Congresses im Wesentlichen erledigt ist, erstanden im verflossenen Jahr für mich dadurch schwierige und recht undankbare zusätzliche Arbeiten, daß die Deutsche Gesellschaft für Chirurgie vom Innenministerium offiziell beauftragt wurde, den ursprünglich im noch österreichischen Wien im Sept. 38 abzuhaltenden *Internationalen Chirurgen-Congress* nunmehr im deutschen Wien vorzubereiten. Das machte eine Unmenge Verhandlungen mit den verschiedenen Ministerien, der Reichsärzteführung, den leitenden Stellen in Wien und dem Internationalen Comité in Brüssel, zahlreiche Reisen und unendlich viel Schreiberei notwendig. Und als schließlich Mitte Juni trotz größter Schwierigkeiten alles Wesentliche glücklich geregelt schien, mußte der Congress plötzlich auf höheren Befehl abgesagt werden. Die Lage war peinlich; aber die Deutsche Gesellschaft für Chirurgie trägt daran keine Schuld und kann damit nicht belastet werden. Denn ich hatte immer wieder auf die Schwierigkeiten und die Notwendigkeit, sich *rechtzeitig* für oder wider zu entscheiden, hingewiesen. Das kann aktenmäßig belegt werden.

Schließlich wurde dem Vorsitzenden auch noch die Aufgabe zu teil, den Kampf um die Wiedervereinigung der *Neurochirurgischen Abteilung in Frankfurt a/M.* mit der chirurgischen Klinik, in dessen Verlauf College Schmieden den Vorsitzenden um Unterstützung gebeten hatte, zu führen, was ausgedehnte mündliche und schriftliche Verhandlungen mit dem neurochirurgischen Beirat der D. Ges. f. Chir. und mit den unmittelbar beteiligten Herren (Schmieden, Kleist, Tönnis) notwendig machte. Bis jetzt sind die Verhandlungen noch nicht zum Abschluß gekommen. Es scheint aber Aussicht zu bestehen, daß sich die einstimmige Meinung des neurochirurgischen Ausschusses, die in der Angliederung der neurochirurgischen Abteilung an die *chirurgische* Klinik die einzige auf lange Sicht befriedigende Lösung sieht, durchsetzen wird.

Bei der Übergabe des Vorsitzes an meinen verehrten Nachfolger möchte ich mit besonderer Dankbarkeit — als des schönsten Eindruckes meines Amtsjahres! — der treuen Freundschaft und allseitigen Hilfsbereitschaft seitens aller an den Arbeiten des Ausschusses beteiligten Collegen, insbesondere auch seitens des langerprobten 1. Schriftführers Herrn A. Borchard, gedenken. Das Gefühl enger Zusammengehörigkeit und zuverlässiger Kameradschaft erleichtert und verschönt die oft schwierige und nicht immer dankbare Arbeit des Vorsitzenden.

Möge es auch in Zukunft bei den deutschen Chirurgen immer so bleiben!

63. TAGUNG (1939)

Vorsitzender OTTO NORDMANN *(Berlin)*

*1. Aus der Eröffnungsansprache**

Durch die Forschungen und Arbeiten der einzelnen Nationen wird die Heilkunde *aller* Länder gefördert, der Dienst am kranken Menschen ist Gemeingut *aller* Kulturvölker und durch einen Gedankenaustausch in Schrift und Wort wirken sich Fortschritte in der Heilkunde in der ganzen zivilisierten Welt aus. Möge die Zeit kommen, wo man zumindest auf geistigem Gebiet nicht mehr von befreundeten und nichtbefreundeten Nationen spricht, sondern sich alle Völker in dem Bestreben nach Förderung der menschlichen Kultur, zu der die Heilkunde gehört, schrankenlos vereinigen.

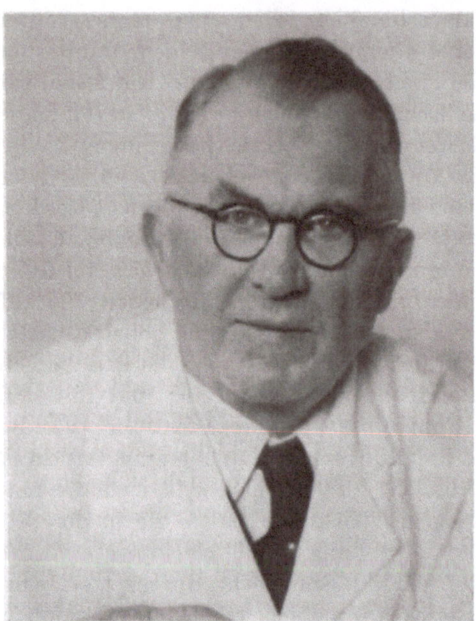

Abb. 27. OTTO NORDMANN

Jeder, der vor mir an dieser Stelle gestanden hat, hat es als Ehrenpflicht betrachtet, an erster Stelle der Männer zu gedenken, denen er nächst seinem Elternhaus seine Charakterprägung, und denen er seine Berufsausbildung verdankt. Ich habe das große Glück gehabt, bei zwei Männern in die Lehre gegangen zu sein, deren Persönlichkeitswerte alle die maßgeblich fürs Leben beeinflußt haben, die ihnen nähergetreten sind, und die dadurch über ihre Generation hinaus als Vorbild wirken: JOHANNES ORTH und WERNER KÖRTE. Diese beiden Männer ähnelten sich sehr. Beide zeichneten sich durch unbeugsame Geradheit und Offenheit, durch Sauberkeit und Ehrlichkeit aus. Sie haben niemals ihren Rücken gebeugt, sondern sind lauter, aufrecht und kompromißlos durchs Leben gegangen. Sie haben nur ihren Pflichten gelebt. Sie wollten nie mehr scheinen als sie waren, und ihre Bescheidenheit verbot ihnen stets, sich vorzudrängen. In der großen Öffentlichkeit kannte man sie wenig, und ich denke immer an einen Ausspruch KÖRTES: „Wer nicht in die Zeitung kommen will, kommt nicht hinein."

* Arch. klin. Chir. **196**, 3 (1939).

Körte und Orth haben mit logischem, klarem Verstand die Welt betrachtet und die Dinge gemeistert. Gewiß waren sie zuweilen unbequem und eckten auch gelegentlich an, aber versöhnlich war dabei, daß solche Schroffheiten ihrem ureigensten Wesen entsprangen, sie in ihrer Arbeit die größten Anforderungen an *sich selbst* stellten und es ihnen gleichgültig war, wenn sie nicht überall beliebt waren. Sowohl Orth wie Körte gingen völlig in ihrem Beruf auf, der — wie wir alle wissen — den *ganzen* Menschen fordert, der sich der Forschung oder der Heilkunde verschrieben hat. Nur durch diese restlose Hingabe, die von Unwissenden und Unbelehrbaren als Einseitigkeit betrachtet wird, ist es Orth und Körte gelungen, ein Lebenswerk aufzubauen, das auch auf die Generation nach ihnen anregend und befruchtend wirkt. Hoffen wir, daß es in der Heilkunde immer Persönlichkeiten geben wird, die wert sind, der Jugend als Beispiel zu dienen.

Orth war ein meisterhafter Forscher und Lehrer der pathologischen Anatomie. Seine Kollegien und Demonstrationen waren unübertrefflich. Als Schüler Virchows vertrat er die Cellularpathologie, die heutzutage mancherorts gewissermaßen als überholt angesehen wird. Meines Erachtens völlig zu Unrecht! Ein Arzt, der sich keinerlei Vorstellung vom Ablauf des pathologischen Geschehens im Körper bei organischen Leiden machen kann, wird nie und nimmer die Diagnostik beherrschen und die Grenzen seines Könnens erkennen. Er läuft Gefahr, auch bei Krankheiten, bei denen bestimmte Organveränderungen vorliegen, funktionelle Störungen anzunehmen und bei der Diagnostik und Therapie infolge seiner Unwissenheit in Mystik abzugleiten. Anatomische Kenntnisse haben niemals einen guten Arzt dazu verleitet, nur das *örtliche* Leiden des kranken Menschen zu behandeln und die Gesamtkonstitution zu vergessen.

Die Bedeutung Werner Körtes erblicke ich nicht darin, daß er ein überaus gewissenhafter und unübertrefflicher Chirurg im eigentlichen Sinne des Wortes war, sondern daß er in jedem einzelnen Fall auf Grund seines anatomischen und klinischen Wissens und einer seltenen Intuition sich der Schranken des chirurgischen Eingriffs bewußt war, und die Chirurgie stets als wichtiges Glied der *gesamten* Heilkunde betrachtete.

Der Wert einer guten Schule beruht meines Erachtens nicht darauf, daß man von seinem Lehrer medizinische Technizismen routinehaft erlernt und an diesen zuweilen gar mit einer gewissen Überheblichkeit sein Leben lang festhält, daß man sich Laboratoriumsuntersuchungen und andere Hilfswissenschaften aneignet, sondern hauptsächlich darin, daß man die *seelische Einwirkung* auf den Kranken und den gesamten Dienst am Krankenbett in sich aufnimmt. Das alles kann man nie aus Büchern erlernen, sondern nur vom lebendigen Beispiel.

Es wird kaum irgendwo anerkannt, daß der Ruf einer Krankenanstalt *in allererster Linie* von den ärztlichen und menschlichen Eigenschaften des Chefarztes, von seiner Pflichterfüllung und von dem Geist des Hauses, den er prägt, abhängt. Ermöglicht man dem am Krankenhaus tätigen Arzt die Weiterbildung in der Heilkunde, gewährt man ihm die dazu notwendigen Mittel, und ist seine Freiheit so bemessen, daß er auch wissenschaftlich arbeiten kann, so tut man durchaus nichts Überflüssiges, im Gegenteil: Das Ansehen der Krankenhäuser wird dadurch gehoben und die Weiterentwicklung der Heilkunde gefördert.

Man spricht viel von einer „Krise“ in der Heilkunde. Die Chirurgie ist davon nicht betroffen. Deshalb teilen Sie alle gewiß mit mir den Wunsch, daß allgemein-medizinisch gut ausgebildete und logisch denkende Chirurgen die Medizinstudenten möglichst lange lehren, daß in der Heilkunde letzten Endes Begabung, Intuition, auf biologischen Kenntnissen beruhendes Wissen und schließlich ganz besonders die gesamte Persönlichkeit des Arztes die wichtigsten Vorbedingungen einer segensreichen Arbeit sind.

Für die weitverbreitete Neigung der Kranken, sich von der wissenschaftlichen Heilkunde abzuwenden und Laienhilfe in Anspruch zu nehmen, ist der Grund häufig der, daß die Ärzte sich nicht genügend *persönlich* dem Kranken widmen und statt dessen immer neue Heilmittel verordnen, die von einer allzu rührigen Industrie in Massen auf den Markt gebracht werden. Wenn *alle* Ärzte in Zukunft an einem Vorbild das Geheimnis und das Wirken einer ärztlichen Persönlichkeit begreifen lernen, wird auch das Kurpfuschertum immer mehr verschwinden.

2. Abschlußbericht

Im Laufe der Jahre hatte ich immer wieder Klagen über die Überfüllung der Tagesordnung unserer Gesellschaft gehört. Man war in weiten Kreisen unzufrieden darüber, daß so sehr viele *kurze* Vorträge gehalten wurden, die kaum etwas Neues brachten. Dadurch war häufig die freie Aussprache zu kurz gekommen. Man klagte über die fehlende Belebung der Tagesordnung. Es war ferner nicht genügend auf die Befolgung unserer Vorschrift geachtet worden, daß bereits veröffentlichte Untersuchungen und Erfahrung nicht in die Tagesordnung aufgenommen werden sollten. Aus allen diesen Gründen habe ich die angemeldeten Vorträge zum 63. Congreß sehr gesiebt und nach Studium der Inhaltsangaben der angemeldeten Vorträge vieles ausgesondert. Der Vorsitzende macht sich dadurch nicht beliebt, aber eine sehr große Anzahl von Briefen aus dem Kreise der Mitglieder hat mich dafür entschädigt und den Beweis erbracht, daß ich den richtigen Weg gegangen bin. Es wurden ca. 50 Vorträge gehalten, die Aussprache war nach vielen Vorträgen lebhaft und erschöpfend. Wichtig ist nur für den Vorsitzenden, die Stimmung der Versammlung richtig zu erkennen und die Aussprache rechtzeitig zum Abschluß zu bringen.

Die Themen der größeren Vorträge habe ich persönlich ausgemacht und als Referenten diejenigen Collegen bestimmt, die über den betreffenden Gegenstand gearbeitet hatten und etwas zu dem Thema zu sagen hatten. Bewußt habe ich auch Gegenstände aus der Neurochirurgie, der Urologie und Orthopaedie abhandeln lassen und ich glaube, daß die Congresse dieser Sondergruppen kaum imstande sind, Besseres zu bieten. Die Auseinandersetzung mit den Röntgenologen führte nicht zu einem befriedigenden Ende, weil sie sich an einer Aussprache nicht beteiligen wollten. Unser Congreß stand sicher in seiner überwältigenden Mehrheit auf dem Standpunkt, daß die Röntgenologie eine *Hilfs*wissenschaft der Klinik ist und unlösbar mit dieser verbunden bleiben muß. Forschungs-Institute sind zu empfehlen, in denen auch die Strahlentherapie centralisiert werden kann. Aber welche Kranke ihr zuzuführen sind, diesen Entscheid hat allein der Kliniker zu treffen. Es ist ferner wünschenswert, daß die Studenten in einem Specialcolleg die physikalischen Grundlagen der Röntgenologie usw. erlernen und das „Lesen" der Platten zu begreifen beginnen. Aber alle weitergehenden Forderungen der Röntgenologen, bes. das Central-Röntgen-Institut an Kliniken und Krankenhäusern, sind abzulehnen. Assistenten an chirurgischen Kliniken und Krankenhäusern, die später einmal Leiter einer kleineren Anstalt werden, wo ein selbständiger Röntgenologe fehlt, müssen sich evt. an einem Röntgen-Institut ausbilden, — Austausch der Assistenten — etc. sind die gegebenen Wege. Möge nur die verheerende Zersplitterung in der Heilkunde durch Behörden, die ihre Gefahren für die Kranken nicht begreifen können, nicht noch weiter getrieben werden! Meist sind einzelne ehrgeizige Männer die treibenden Kräfte bei diesen Sonderbestrebungen, z. B. auch bei den Röntgenologen, Neurochirurgen, Urologen usw. Hoffentlich kommt noch einmal die Zeit, in der sich alle „Unterfachgruppen" wieder in unserem Congreß zusammenfinden. Das geht nur durch Personalunion, indem in die Vorstände der einzelnen Gesellschaften erfahrene und führende Mitglieder der Deutschen Gesellschaft für Chirurgie eintreten, ihren Einfluß geltend machen und auf einen Zusammenschluß in der Muttergesellschaft dringen. Es darf ferner nie versäumt werden, auch auf unseren Congressen die oben erwähnten Gebiete behandeln zu lassen, beweist doch die Geschichte unserer Gesellschaft, daß alle diese Unterfächer der Chirurgie von unseren Mitgliedern geschaffen und ausgebaut sind.

Nach dem historischen Festessen am Donnerstag Abend hatte ich in diesem Jahr zum ersten Male die Damen unserer Mitglieder zum geselligen Zusammensein mit Tanz gebeten. Sowohl beim Essen wie auch an dem nachfolgenden Gesellschaftsabend war die Stimmung ausgezeichnet. Die Beteiligung an beiden Veranstaltungen war sehr stark. Ich hoffe, daß auch die späteren Vorsitzenden den Damen unserer Mitglieder auf diese Weise ein Vergnügen bereiten.

Alles in allem glaube ich sagen zu dürfen, daß der 63. Congreß unserer Gesellschaft das sichtbare Zeichen des Gedeihens der Deutschen Chirurgie war und sich würdig den früheren Versammlungen anreiht.

Berlin 15. Juli 39

O. Nordmann.

64. TAGUNG (1940)

Vorsitzender HANS v. HABERER *(Köln)*

1. *Aus der Eröffnungsansprache**

Als auf der letzten Tagung unser hochverehrtes, hochbetagtes Ehrenmitglied A. v. EISELSBERG sich zu einer kurzen Ansprache am Rednerpult zeigte, bewies der spontane stürmische Beifall unserer Gesellschaft, wie sehr diesem liebenswürdigen, feinen Edelmann alle Herzen zugetan waren. Daß er im 80. Jahre seines Lebens auf dem Wege zu einem Patienten am 26. 10. 39 einem Eisenbahnunglück zum Opfer fiel, muß auf der einen Seite, da ihn der Tod in voller Gesundheit, körperlicher und geistiger Frische ereilt hat, als besonders tragisch bezeichnet werden, trägt aber auf der anderen Seite etwas Erhabenes in sich; denn letzten Endes handelt es sich um den Tod in Ausübung der ärztlichen Berufspflicht, die v. EISELSBERG zeitlebens neben der Sorge um seine Familie als höchste Pflicht empfunden hat, der er beispielgebend treugeblieben ist bis in den Tod.

Im Jahre 1884 war v. EISELSBERG als Operationszögling in die Klinik BILLROTHs eingetreten und zunächst nach Berlin geschickt worden, um bei ROBERT KOCH zu arbeiten. Die ersten Arbeiten v. EISELSBERGs stehen unter dem Einfluß dieses Studienurlaubes. Schon nach 3 Jahren wurde er Assistent bei BILLROTH, und aus dieser Zeit stammen seine bekannten Arbeiten über Schilddrüse und Kropf. Mit seinen Kollegen WÖLFLER, v. MIKULICZ, CZERNY und v. HACKER, mit denen ihn zeitlebens ein Freundschaftsverhältnis verband, nahm er Anteil an dem Ausbau der Magen-Darmchirurgie, die durch BILLROTH und seine Schule grundlegend beeinflußt wurde. In späteren Jahren beschäftigte

* Arch. klin. Chir. **200**, 3 (1940).

er sich ganz besonders mit der Verbesserung der Gehirn- und Rückenmarkschirurgie, ohne dabei irgendwie die übrigen Zweige unseres schönen Faches wissenschaftlich zu vernachlässigen. Als 33jähriger kam er als ordentlicher Professor der Chirurgie nach Utrecht, 3 Jahre später in gleicher Eigenschaft nach Königsberg und im Oktober 1901 übernahm er die Leitung der I. Chirurgischen Universitätsklinik in *Wien*, die er bis zu seinem Ausscheiden aus dem Lehramt durch 30 Jahre in vorbildlicher Weise leitete.

Während der Vorbereitung der diesjährigen Tagung verstarb nach langem schweren Leiden unser 1. Schriftführer und Schriftleiter des Zentralblattes für Chirurgie und des Archivs für klinische Chirurgie, der Geh. Med.-Rat Prof. Dr. August Borchard in Charlottenburg im hohen Alter von 76 Jahren. Seine Ausbildung erfuhr er in Magdeburg unter Marchand und unter Braun in Königsberg und wurde dirigierender Arzt der Chir. Abteilung des Diakonissenhauses in Posen. An einer Zahl von Lehrbüchern hat er rege mitgearbeitet, so am Lehrbuch der Kriegschirurgie mit Schmieden, am Lehrbuch der Chirurgie mit Garrè und später Stich, das bereits 8 Auflagen erlebt hat, und außerdem hat er sich mit einer großen Zahl eigener wissenschaftlicher Arbeiten um die deutsche Chirurgie verdient gemacht. Im Weltkrieg war er Generalarzt und siedelte nach demselben nach Berlin über. Nachdem er schon lange Jahre hindurch als 2. Schriftführer und Bibliothekar unsere Gesellschaft betreut hatte, wurde er nach dem Rücktritt unseres Ehrenpräsidenten Körte vom Amt des 1. Schriftführers im Jahre 1930 mit diesem Amt betraut, das er 10 Jahre mit großer Hingabe und Treue für die Deutsche Gesellschaft für Chirurgie ausgeübt hat.

Und gerade in Kriegszeiten zeigt es sich am besten, wie notwendig es ist, daß wir voll ausgebildete Chirurgen und nicht Teilspezialisten für die Versorgung unserer braven Soldaten einsetzen können. Wie wäre es sonst möglich gewesen, daß, wie ebenfalls Körte in seiner Ansprache auf der 50. Tagung unserer Gesellschaft mitteilte, es im Weltkrieg gelungen ist, von der ungeheuren Zahl von über 4 Millionen Verwundeten 86 bis 94% der in Lazarettbehandlung aufgenommenen Krieger wieder dienstfähig zu machen.

2. Abschlußbericht

Die 64. Tagung ... stand unter dem Zeichen des Krieges gegen Polen, Frankreich und England. War dadurch, daß die meisten Mitglieder unserer Gesellschaft zum Felddienst eingezogen waren, an sich schon die Vorbereitung der Tagung sehr erschwert, so gestaltete sich im weiteren Verlauf die Arbeit des Vorsitzenden zu einem wahren Hindernisrennen. Ganz abgesehen davon, daß ich selbst ab 26. August 1939 zum Felddienst eingezogen, die größte Zeit über von Köln abwesend war, meine beiden Sekretärinnen erkrankt in Heilanstalten untergebracht werden mußten, schaltete die schwere, schließlich tötlich verlaufene Krankheit unsern I. Schriftführer BORCHARD gerade in dem Moment aus, wo er besonders nötig gewesen wäre. Hier sprang allerdings unser jetziger I. Schriftführer NORDMANN ein und unterstützte mich in rührender Weise. Bei der Ausschuss-Sitzung am 6. Januar 40 war zunächst die Frage zu klären, ob die Tagung überhaupt stattfinden solle. Die zahlreich anwesenden Ausschußmitglieder bejahten die Frage, zumal uns vom Reichsgesundheitsamt der Wunsch nach Abhaltung der Tagung bekannt gegeben war und der im Ausschuss anwesende Heeressanitätsinspekteur auch im Namen der Wehrmacht diesen Wunsch unterstrichen hat. Uns Allen aber war klar, daß unsere positive Beschlussfassung als reichlich problematisch bezeichnet werden mußte, da ja die kriegerischen Ereignisse nicht vorauszusehen waren. Aus diesem Grunde hat wohl auch der Ausschuß dem Vorsitzenden Vollmacht erteilt, den Zeitpunkt des Kongresses nach eigenem Gutdünken zu bestimmen, bezw. den Kongress unter Umständen doch ausfallen zu lassen. Eine schwierige Frage, die eine reichliche Aussprache zufolge hatte, bedeutete die Zulassung von Themen aus der Kriegschirurgie. Der Sanitätsinspekteur, der vorher schon Fühlung mit den betreffenden militärischen Stellen genommen hatte, bat, daß nur ein kriegschirurgisches Referat gehalten werde, und zwar von dem durch den Vorsitzenden vorgeschlagenen Herrn LAEWEN, und daß zu diesem Referat keine freie Aussprache zugelassen werde. Lediglich vom Vorsitzenden aufgeforderte Redner sollten sich an der Aussprache beteiligen. Wir legten uns damals auf diese Discussionsredner, wenigstens in bestimmten Umrissen fest. Je näher nun die Tagung rückte, desto mehr Schwierigkeiten tauchten auf. Die Korrespondenz, die ich mit den Vortragenden zu führen hatte, stockte oft infolge der Feldpost, viele von den unter Waffen stehenden Mitgliedern unserer Gesellschaft baten mich, ihnen Urlaub in die Heimat zwecks Vorbereitung ihrer Vorträge zu erwirken, u.s.f. Die Regelung der Urlaubsfrage hinsichtlich der Teilnahme am Kongress überhaupt, war ein schwieriges Kapitel für sich, obwohl ich in dauerndem Briefwechsel mit dem Heeressanitätsinspekteur deshalb stand. Die endgültige Regelung kam reichlich spät und wurde von verschiedenen Kommandos sehr verschieden durchgeführt. Am 27. 2. 40, also vier Wochen vor dem Kongress rief mich Ministerialdirektor Dr. CROPP im Auftrage des Reichsgesundheitsführers an, ich möge den Kongress auf unbestimmte Zeit verschieben, da bei der spärlichen ärztlichen Versorgung der Zivilbevölkerung es kaum möglich ist, daß so viele Chirurgen auf 4 Tage nach Berlin gehen. Ich bat um nochmaligen Anruf nach Fühlungnahme des Innenministeriums mit dem Heeressanitätsinspekteur, da wir uns ja der Wehrmacht gegenüber in der Ausschuss-Sitzung im Januar festgelegt hatten. Trotz der mir in dieser Sitzung eingeräumten Vollmacht, den Zeitpunkt unserer Tagung von dem gewohnten Termin auf einen anderen zu verschieben, wollte ich von dieser Vollmacht nicht nach nur einseitiger Information Gebrauch machen. Andererseits rechnete ich naturgemäss damit, daß es nunmehr doch zur Verschiebung des Kongresses kommen würde, ließ die Arbeit für die Vorbereitung liegen und verlor so wertvolle Zeit; denn in den ersten Märztagen erhielt ich dann die Nachricht aus dem Innenministerium in Berlin, daß der Kongress in der Woche nach Ostern unter allen Umständen stattfinden muss. Immerhin war offenbar der zuerst von Berlin ausgesprochene Wunsch nach Verschiebung des Kongresses so weit durchgesickert, daß nunmehr eine Hochflut von Anfragen an mich gerichtet wurde, die ich alle einzeln beantworten musste. Aber nicht genug an dem. Um dieselbe Zeit wurde von der Reichsregierung zwecks Herabsetzung des Reiseverkehrs die Verschiebung aller wissenschaftlicher Tagungen gewünscht, ein Beschluss, den die Regierung allerdings wieder fallen gelassen hat, der aber eine neuerliche Hochflut von Briefen an mich nach sich gezogen hat. Da traf mich der schwerste Schlag am 3. März 40 in Form eines Briefes vom Heeressanitätsinspekteur, in dem er mir mitteilte, daß im Anschluss an das kriegschirurgische Referat von Laewen überhaupt keinerlei Aussprache stattfinden darf. Ich musste nicht nur alle von mir zur Aussprache eingeladenen Redner wieder ausladen, sondern die ganze von mir ohne jede Beihilfe bis in die kleinsten Einzelheiten ausgeklügelte und aufgestellte, bereits gedruckte vorläufige Tagesordnung war hinfällig geworden, und musste neu gemacht werden. Nach all diesen „Vorfreuden“ kam ich mit sehr gemischten Gefühlen zum Kongress nach Berlin, war aber dann zunächst über den unerwarteten, ausgezeichneten Besuch desselben mehr als angenehm überrascht. Als Hauptvorträge hatte ich aufgestellt: 1.) Sommer (Dortmund): Chirurgie bei elektrischen Schäden. 2.) Bürkle-de la Camp (Bochum): Funktionelle Wirbelbruchbehandlung oder Böhlersche Wirbelbruchaufrichtung?. 3.) Laewen (Königsberg): Grundsätzliches in der Kriegschirurgie. 4.) Schönbauer und Pichler (Wien): Revolutionsverletzungen im Frieden mit besonderer Berücksichtigung der Lokalisation. 5.) Schmieden (Frankfurt a/M.): Dickdarmcarcinom. 6.) Rostock (Berlin): Indikationen zur Eröffnung des Kniegelenkes. 7.) Hellner (Münster): Systemerkrankungen des Skelettes. 8.) Bomskow (Freiburg i/B.): Das Hormon der Thymus. 9. Boeminghaus (Berlin): Konservative und operative Behandlung des Uretersteines. Diesen Hauptvorträgen, die alle gehalten haben, was ich von ihnen erwartet habe, folgte eine sehr angeregte Aussprache. Aber auch die übrigen Darbietungen des Kongresses waren gute, was umso mehr Anerkennung verdient, als die meisten Redner im Militärdienst standen, wodurch ihnen die Vorbereitung ihrer Vorträge aussergewöhnlich erschwert worden ist. Alle vorgemerkten Redner kamen zu Wort, so weit sie anwesend waren. Gehalten wurden 58 Vorträge, 78 Mitglieder beteiligten sich an der Aussprache, so daß im Ganzen 136 Redner zu Wort gekommen sind. Dabei hielten sich die Redner im allgemeinen so diszipliniert an die ihnen gewährte Redezeit, daß Unruhe bei den Zuhörern nur ein einziges Mal sich bemerkbar machte, irgendwelche Härten vonseiten des Vorsitzenden überhaupt nicht nötig wurden. Vielleicht war es ein guter Gedanke von mir gewesen, die Redezeiten in der Tagesordnung für jeden einzelnen Redner im Druck erscheinen zu lassen. Zahlreiche Mitglieder haben mir teils schriftlich, teils mündlich ihre Befriedigung über Inhalt und Verlauf der Tagung ausgesprochen, so daß ich dadurch für alle Sorge und Mühe reichlich belohnt bin. Den Höhepunkt für mich als Vorsitzenden bedeutete die Wahl unserer hochverdienten Mitglieder ANSCHÜTZ und PAYR zu Ehrenmitgliedern unserer Gesellschaft. Das betrüblichste meines Vorsitzes war, daß ich, statt unter den Augen meines verehrten Lehrers v. EISELSBERG das hohe Amt bekleiden zu dürfen, ich ihm den Nachruf halten mußte.

Das Festessen vereinigte eine unerwartet große Zahl von Teilnehmern und verlief ebenso angeregt wie harmonisch. NORDMANN hatte ... von der strengen hufeisenförmigen „Prominententafel" Abstand genommen und in sehr geschmackvoller Weise alle Teilnehmer an Rundtische postiert, wobei die Mitglieder des Ausschusses an die einzelnen Tische verteilt wurden. Auch die Ausländer, die entgegen unserer Erwartung doch vertreten waren, waren an verschiedenen Tischen gesetzt worden. Dadurch wurde in sehr glücklicher Weise ein besonders netter kameradschaftlicher Rahmen geschaffen ...

Zu meinem Nachfolger ist Herr LAEWEN bestimmt. Mit meinen besten Wünschen für seine Amtstätigkeit verbinde ich die Hoffnung, dass es ihm beschieden sei, wieder einen Friedenskongress aufziehen zu können. Möge diese Hoffnung in Erfüllung gehen, zum Wohl und Segen für unser Deutsches Volk.

Köln 1. X. 1940

H. v. Haberer

1941-1943

Auf der 64. Tagung (Berlin 1940) wurde ARTHUR LÄWEN (Königsberg/Pr.) als Vorsitzender „für das Jahr 1941" gewählt. Der 2. Weltkrieg verhinderte zunächst weitere Tagungen. A. LÄWEN berichtet über die Jahre 1941 und 1942 folgendes:

Die Wünsche meines Vorgängers erfüllten sich leider nicht. Der Krieg ging weiter. Der Ausschuß beauftragte mich, da im Jahre 1941 keine Tagung stattfinden konnte, für das Jahr 1942 und dann auch für 1943 mit der Führung der Geschäfte des Vorsitzenden der Deutschen Gesellschaft für Chirurgie: Über diese meine Amtszeit ist folgendes zu berichten:

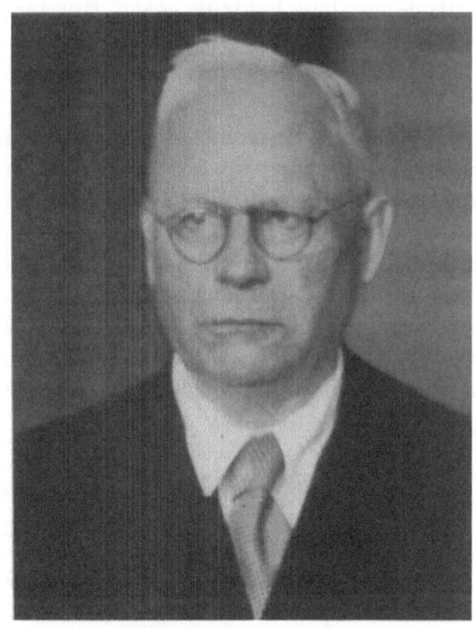

Abb. 28. ARTHUR LÄWEN.
Vorsitzender für die Jahre 1941—1944

1941

Am 11.1.1941 leitete ich eine Ausschusssitzung im Langenbeck-Virchow-Haus in Berlin. Die Vorbereitungen für den Kongress, der wie üblich, in der Osterwoche 1941 stattfinden sollte, waren unter den Kriegsverhältnissen recht schwierig gewesen. Ich war nach der Teilnahme am Krieg gegen Polen im Sommer und Herbst 1940 als Beratender Chirurg auf dem Kriegsschauplatz in Frankreich und erhielt erst im Spätherbst Arbeitsurlaub nach Königsberg. Ich dachte mir den Kongress so, daß er zum Teil kriegschirurgische zum andern Teil auch friedenschirurgische Fragen behandelte. Um genügend viel Redner zu haben, die zuverlässig für den Kongress zur Verfügung stehen würden, beschloss ich, eine weit größere Zahl von Kurzreferaten und feststehenden Vorträgen zu verteilen, als das bisher üblich war. Wie sich später zeigte, hat sich diese Maßnahme sehr bewährt. Von mir erbetene Vorträge stellten zur Verfügung die Herren DOMAGK, KIRSCHNER, TÖNNIS, E. REHN, BERNHARD, FROMME, SAUERBRUCH, GULEKE, BOEMINGHAUS, KRAUSPE, AXHAUSEN und SCHÖNBAUER. Bei der großen Ausdehnung der Kriegsschauplätze war die briefliche Verbindung mit den im Felde stehenden Mitgliedern der Gesellschaft sehr umständlich. Trotzdem gelang es, eine reichhaltige Tagesordnung in der üblichen Größe für den Kongress 1941 aufzustellen, sie zu drucken und in Berlin alle technischen Vorbereitungen für den Kongress zu treffen, wobei unser 1. Schriftführer NORDMANN seine bewährte Hilfe leistete. Auch die gesellschaftlichen Vorbereitungen waren getroffen worden. Ich hatte bereits die Fahrkarte in der Hand und, wie ich später hörte, waren bereits Mitglieder aus den weiter entlegenen Kriegsschauplätzen in Berlin eingetroffen. Da übermittelte mir NORDMANN die Mitteilung, daß der Kongress nicht stattfinden dürfe. Ich nahm dann im Sommer 1941 im Nordabschnitt der Ostfront an dem Feldzug gegen Russland teil und erhielt erst Anfang November ein Kommando zur akademischen Tätigkeit nach Königsberg.

1942

Die übliche Ausschusssitzung fand am 10. Januar unter meinem Vorsitz im Langenbeck-Virchow-Haus zu Berlin statt. Entsprechend einem Wunsche des Reichsgesundheitsführers Dr. CONTI wurde beschlossen, den Kongress in der Osterwoche in Berlin abzuhalten. Ich schrieb wieder an sämtliche Vortragsredner und stellte wiederum eine Tagesordnung zusammen. Da kam etwa nach 3 Wochen durch NORDMANN die Mitteilung, dass der Kongress wieder nicht stattfinden könne und verschoben werden müsse. Im Sommer und Herbst 1942 war ich wieder in meiner Feldstelle in Russland."

65. TAGUNG (1943) IN DRESDEN

Vorsitzender ARTHUR LÄWEN *(Königsberg/Pr.)*

Am 9. 1. 1943 fand ... eine Ausschußsitzung in Berlin statt. Der Ausschuss beschloss, ... den Kongress in diesem Jahre und zwar vom 6. bis 9. Oktober stattfinden zu lassen ... Die Tagung durfte nur 3 Tage dauern. Ich erbat mir vom Ausschuss die Vollmacht, den Ort für den Kongress selbständig zu wählen und die Zeit entsprechend den Kriegsverhältnissen ändern zu dürfen ... Ich setzte mich aufs neue mit den Referenten in Verbindung und erbat mir durch ein Rundschreiben an die Mitglieder unserer Gesellschaft neue Vortragsmeldungen. Im Laufe des Sommers ergab sich die Notwendigkeit, von Berlin als Tagungsort abzusehen, da die vorhandenen meist voll besetzten Hotels zur Unterbringung der Kongressteilnehmer nicht ausgereicht hätten. NORDMANN schlug mir für die Tagung Braunschweig oder Dresden vor. Ich wählte Dresden. Unser dortiges Ausschussmitglied FROMME traf nun in unermüdlicher Arbeit unter stetiger Fühlungnahme mit mir und NORDMANN die Vorbereitungen für den 65. Chirurgenkongress in Dresden ... Als Tagungslokal wurde der Saal der Kaufmannschaft in Dresden gewählt. Die Vortragsmeldungen liefen so zahlreich ein, daß ich ausser der Tagesordnung noch eine stark besetzte Liste von Reserveednern aufstellte. Diese Maßnahme hat sich dann auf der Tagung außerordentlich bewährt. Ich musste damit rechnen, dass nicht alle vorgesehenen Redner von den Kriegsschauplätzen kommen könnten, und konnte die Ausfälle aus der

Liste der Reserveredner gut füllen. Die endgültige Tagesordnung mit der Reserveliste enthielt 87 Vorträge. Nach Überwindung einiger Schwierigkeiten gelang es auch, die Tagesordnung zum Teil in Berlin, zum Teil in Königsberg drucken zu lassen. Alles schien nun gesichert zu sein. Da kamen neue Störungen. NORDMANN hielt es ... für besser, den Kongress wieder zu verschieben und etwa im November in Berlin stattfinden zu lassen. Alle Schwierigkeiten konnte ich aber ... schliesslich überwinden. Der Wehrmachtssanitätsinspecteur kommandierte eine große Zahl von Sanitätsoffizieren, darunter sämtliche Herren, die Vorträge angemeldet hatten, aus der Front und aus der Heimat nach Dresden zum Kongress ab und liess durch den dortigen Wehrkreisarzt für deren Unterbringung in Dresden sorgen. Außerdem war es den Bemühungen von FROMME gelungen, den Mitgliedern in der Kongresspause mittags ein recht gutes Essen im Haus der Kaufmannschaft zu bieten. So gelang es, die 65. Tagung der Deutschen Gesellschaft für Chirurgie vom 6. bis 9. Oktober 1943 unter großer Beteiligung zustande zu bringen und, wie ich glaube, auch zur allgemeinen Zufriedenheit durchzuführen. Durch Verlängerung der sonst üblichen Sitzungsdauer an den Vor- und Nachmittagen wurde es möglich, auf der Tagung eine ebenso große Zahl von Rednern in Vorträgen und Aussprachen zu Worte kommen zu lassen wie auf den früheren Friedenskongressen.

... Nachmittags leitete ich eine Ausschusssitzung im Haus der Kaufmannschaft und sah am Abend des gleichen Tages die Herren des Ausschusses mit einigen anderen Tagungsteilnehmern als meine Gäste bei einem Essen im Hotel Bellevue ... Verschönt wurde der Kongress durch einen glänzenden Empfang mit Konzert der Dresdener Philharmoniker und Kameradschaftsabend, den Oberbürgermeister Dr. NIELAND den Mitgliedern der Gesellschaft in den schönen Sälen des Neuen Rathauses gab. Ferner war den Tagungsteilnehmern eine viel benutzte Gelegenheit gegeben, an einer Aufführung des „Rosenkavalier" im Opernhause teilzunehmen ...

Königsberg Pr., 20. April 1944

A. Läwen

Die *Verhandlungen* der Dresdener Kriegstagung waren fertig gedruckt, doch fiel der Satz mit sämtlichen Klischees in Würzburg einem Bombenangriff zum Opfer.

Auf der Dresdener Tagung wurde ALBERT FROMME (Dresden) zum Vorsitzenden für das Jahr 1945 gewählt. Der militärische Zusammenbruch 1945 und die anschließende Teilung Deutschlands in 4 Besatzungszonen und später in West- und Ost-Deutschland brachte es mit sich, daß FROMME, der in Dresden an seiner alten Wirkungsstätte geblieben war, nicht in die Lage kam, den nächsten Kongress zu leiten.

1944—1948

Abschlußbericht des Herrn A. FROMME (Nachträglich geschrieben im April 1955)

Meinen Bericht über meine Amtszeit kann und muß ich kurz fassen; denn 1.) haben die Kriegs- und Nachkriegsverhältnisse die Abhaltung einer Tagung unter meinem Vorsitz verhindert und 2.) sind alle Unterlagen über die Korrespondenzen, wissenschaftliche Vorbereitungen etc. bei der Zerstörung Dresdens 1945 restlos verbrannt.

Da der Krieg im Jahre 1944 sich rasch dem tragischen Ende näherte, konnten Ausschußsitzungen nicht stattfinden.

Nach Kriegsende wurde die Verbindung mit dem ständigen Schriftführer Herrn HÜBNER-Berlin und mit Herrn SAUERBRUCH-Berlin wieder aufgenommen. In diesen ersten Jahren hat sich Herr HÜBNER rastlos für das Wiedererstehen der Gesellschaft eingesetzt, er konnte auch die Anerkennung bei den westlichen Besatzungsmächten erreichen. Unter sehr tätiger Mitarbeit von Frl. VAHLTEICH wurde die Organisation neu aufgebaut, neue Mitgliederlisten aufgestellt etc.

Nur auf Grund dieser neu aufbauenden Tätigkeit konnte im Jahre 1949 also 6 Jahre nach dem Dresdener Kongress — an die Abhaltung einer Tagung gedacht werden.

Aber die politische Lage, sowie die immer noch bestehenden Verkehrsschwierigkeiten zwischen der Ost- und den Westzonen liessen in mir den Entschluß reifen, auf den Vorsitz der nur im Westen möglichen Tagung im Interesse der Deutschen Gesellschaft für Chirurgie zu verzichten, sodaß mit meinem Einverständnis Herr REHN den Vorsitz der 66.sten Tagung übernommen hat. Auch im nächsten Jahre schienen die Vorbedingungen für die Abhaltung einer Tagung unter meinem Vorsitz, der mir erneut vom Ausschuß angeboten wurde, noch nicht erfüllt, sodaß ich im Jahre 1950 den endgültigen Verzicht auf die Durchführung einer Tagung unter meinem Vorsitz im Interesse der Deutschen Gesellschaft für Chirurgie aussprechen zu müssen glaubte.

Mein Vorsitz fiel mit über 5 Jahren Krieg und Nachkrieg in eine schwere Zeit, in der auch die Wissenschaft darniederlag.

Aber ich kann heute zu meiner Freude feststellen, daß die Deutsche Gesellschaft für Chirurgie wieder zu voller Blüte gelangt ist. Mögen der Gesellschaft und der Deutschen Wissenschaft lange Friedensjahre in einem geeinten Deutschland zu gedeihlicher Entwicklung beschieden sein.

66. TAGUNG (1949) IN FRANKFURT/M.

Vorsitzender EDUARD REHN *(Freiburg)*

*1. Auszug aus der Eröffnungsansprache**

Meine Herren, diese Ernte, welche der Tod gehalten hat, ist erschütternd. Sie hat — dies werden die älteren Mitglieder empfinden — das Gesicht unserer Gesellschaft völlig gewandelt und lange wird es dauern, bis diese Lücken wieder ausgefüllt sind.

Das Leben geht weiter, und zumal heute verlangt es unerbittlich größte Sachlichkeit und ganze Sammlung. Zum zweiten Mal seit ihrem Bestehen tagt unsere Gesellschaft nicht in Berlin. Wir haben uns dem Zwang äußerer Verhältnisse fügen müssen, leben aber der festen Hoffnung, daß es uns bald vergönnt sein möge, in die alte Heimat unserer Gesellschaft und in das uns allen ans Herz gewachsene Haus zurückzukehren.

Es ist hier die Stelle, um Herrn FROMME, dem 1943 gewählten Vorsitzenden, den herzlichsten Dank der Gesellschaft auszusprechen für die aufopfernde Selbstlosigkeit, mit welcher er alle persönlichen Gefühle und Empfindungen hinter der Sorge um das Weiterleben unserer Gesellschaft hat zurücktreten lassen.

Ein Vorsitzender der früheren Jahre erklärte einst zum Ruhme des Berliner Kongresses, daß die Bedeutung unserer Gesellschaft keine Einbuße erleiden konnte, wenn auch in den letzten Jahren überall in deutschen Landen *örtliche Chirurgenvereinigungen* entstanden seien. Heute ist festzustellen, daß eben diese örtlichen Vereinigungen Deutscher Chirurgen treu zu dem Gedanken der Deutschen Gesellschaft für Chirurgie gehalten haben, daß es allein ihrem Interesse und ihrer Haltung zu verdanken ist, wenn wir zwar nicht in Berlin, so doch hier in Frankfurt

* Langenbecks Arch. u. Dtsch. Z. Chir. **264**, 3 (1950).

an würdiger Stelle zusammenkommen konnten, um mit diesem Kongreß den alten Turnus der alljährlichen Tagungen wieder aufzunehmen.

Meine Herren! Der einst glänzende Kongreß der Deutschen Gesellschaft für Chirurgie hat ein *anderes Gesicht* bekommen. Der Ernst der Zeit spiegelt sich erschütternd in den Mienen der alten Reichs- und Krönungsstadt wider. Entbehrungen und Sorgen sind den meisten von uns seit Jahren vertraute Gefährten geworden. Glücklich kann sich der preisen, dem die *Arbeit* geblieben ist. Und dieses köstlichste aller Güter, die Arbeit ist es, welche uns Mut und Freudigkeit zum Leben erhalten hat oder zurückgegeben hat. So ist es uns auch Trost und innere Befriedigung, wenn wir sehen, mit welcher Besessenheit und welcher Begeisterung unsere Hochschulen ihre wissenschaftliche Tätigkeit wieder aufgenommen haben, wie es ihrem Elan gelungen ist, Stadt oder Staat zum Wiederaufbau unserer Kulturzentren fortzureißen, wie auch die akademische Jugend von diesem inneren Feuer ergriffen ist, so daß es geradezu erhebend ist, dieser Jugend Lehrer und Förderer zu sein.

2. *Abschlußbericht*

Der 66. Kongreß fand vom 8.—11. Juni 1949 in Frankfurt/M statt.

Die Notwendigkeit, einen weiteren Wanderkongreß abzuhalten, ergab sich aus der trostlosen Gesamtlage Deutschlands, seiner Trennung in Ost und West und aus den von vorneherein außergewöhnlichen Schwierigkeiten in der DDR. Berlin ist zwar halbiert, aber auch der Zugang zum westlichen Sektor für die westlichen Kongreßteilnehmer so gut wie verschlossen. Das Langenbeck-Haus hat man demoliert vorgefunden. Der westliche Sektor von Berlin ist nicht in der Lage, den Kongreß, geschweige denn seine Besucher aufzunehmen und unterzubringen. Fromme, der für das Jahr 1944 gewählte Vorsitzende, sah sich außer Stande, den Kongreß im Osten abzuhalten und mußte es aus besonderen Gründen ablehnen, im Westen zu präsidieren. Er schlug deshalb vor, einen neuen Vorsitzenden für einen evtl. geplanten Kongreß zu wählen. Demgegenüber war den im Westen tätigen Chirurgen durch das Entgegenkommen der Besatzungsmächte größere Bewegungsfreiheit und eine gewisse Initiative gestattet. Die örtlichen Chirurgen-Vereinigungen hatten sich zusammengefunden und nach Briefwechsel mit Hübner (Berlin) ging von diesen der Entschluß aus, den großen Kongreß unserer Gesellschaft wieder ins Leben zu rufen. Zur endgültigen Entschlußfassung wurde die Freiburger Tagung der Mittelrheinischen Chirurgen-Vereinigung im Oktober 1948 ins Auge gefaßt. Dieser war ein Rundschreiben vom 2. Schriftführer Hübner im September 1948 vorausgegangen. Beim Zusammentreten der Mittelrheinischen Chirurgen-Tagung lag somit der Beschluß der örtlichen Chirurgen-Vereinigungen des Westens bereits vor, den Kongreß im kommenden Jahr abzuhalten. Und ebenso konnte das Ergebnis der neuen Präsidentenwahl, welche auf den Vorschlag FROMMEs hin stattgefunden hatte, bekannt gegeben werden. Ich habe mich damals bereit erklärt, die Wahl anzunehmen, nachdem die telegraphische Bestätigung durch FROMME erfolgt war. Danach konnte in Freiburg die erste Vorbesprechung abgehalten werden. Um einen aktionsfähigen Ausschuß zu schaffen, erfolgte als erstes dessen Ergänzung durch Hinzuwahl der jeweils ersten Schriftführers der örtlichen Chirurgenvereinigungen des Westens. Danach wurden folgende Beschlüsse gefaßt:

1. Der Kongreß findet in der Woche nach Pfingsten 1949 statt. Diese Verlegung ist nötig, um Zeit zu gewinnen.

2. Tagungsort: Als Tagungsort kamen Frankfurt/Main, Karlsruhe und Düsseldorf in Frage, welche eingeladen hatten. Die Wahl fiel auf Frankfurt/Main, wegen seiner zentralen Lage und seiner Bedeutung als Kongreßstadt. Weiterhin war bestimmend, daß die Stadt Frankfurt/M. die Mittelrheinische Chirurgen-Vereinigung zu einer 100-Jahr-Gedenkfeier für LUDWIG REHN eingeladen hatte.

3. Herr GEISSENDÖRFER wird gebeten, die Verhandlungen mit dem Oberbürgermeister Dr. KOLB und den Städtischen Behörden von Frankfurt sofort aufzunehmen, die für den Kongreß geeigneten Räumlichkeiten ausfindig zu machen, Unterbringung der Teilnehmer und Finanzierung zu überprüfen, kurz, die örtlichen Voraussetzungen für die Durchführung des Kongresses zu schaffen.

Von namhaften deutschen Chirurgen waren in Freiburg anwesend:

K. H. BAUER, Heidelberg
BORCHERS, Aachen
GEISSENDÖRFER, Frankfurt
NAEGELI, Tübingen
ORTH, Homburg/Saar
REICHLE, Stuttgart
WACHSMUTH, Würzburg
WIEDHOPF, Marburg
ZENKER, Mannheim

Trotz Verlegung des Kongresses auf die Woche nach Pfingsten war eine gewaltige Aufgabe zu meistern. Das unmöglich Scheinende wurde geschafft dank des großen Entgegenkommens der Stadt und ihres Herrn Oberbürgermeisters und vor allem dadurch, daß Herr GEISSENDÖRFER und sein Oberarzt, Dr. KURTZ, sich selbst übertroffen hatten.

Im Hause GEISSENDÖRFERS (der früheren Dienstwohnung von LUDWIG REHN) fanden die erste u. zweite Ausschußsitzung statt und zwar am 13. XI. 48 u. 5. II. 49. Die überaus herzliche Aufnahme, welche dem Ausschuß durch Herrn u. Frau GEISSENDÖRFER zuteil wurde, haben wir auf's dankbarste empfunden. — Kurz nach Ostern machte ich Besuch beim Oberbürgermeister, seiner Vertretung u. den Behörden der Stadt. — Besichtigung des Kongreßsaales (Cirkus Althof im Zoologischen Garten), der im Aufbau begriffenen Ausstellungsräume ..., der Messehalle, in welcher das Festessen geplant war. —

Der Besuch gab mir die beruhigende Gewißheit, daß der Kongreß zufriedenstellend verlaufen würde. —

Ein kurzes Wort verlangt die Angelegenheit „I. Schriftführer". — Nach dem Tod NORDMANNs hatte FROMME den II. Schriftführer HÜBNER mit den Obliegenheiten des I. Schriftführers beauftragt. HÜBNER war in all den Jahren unausgesetzt bemüht gewesen, die Interessen unserer Gesellschaft den Besatzungsmächten und namentlich den Russen gegenüber zu wahren und die Mitglieder, welche durch *Ost*- und *West*zone und den Verlust großer deutscher Gebiete auseinandergerissen u. verstreut waren, einigermaßen zusammenzuhalten. Es war HÜBNER gelungen, von der englischen Besatzungsbehörde eine offizielle Beauftragung zur Durchführung der Schriftführergeschäfte zu erlangen. Mir persönlich war Herr HÜBNER bei der Vorbereitung und Durchführung des Kongreßes eine außerordentlich wertvolle Stütze, da er sich in den Geschäftsgang sehr gut eingearbeitet hatte. Mit Fräulein VAHLTEICH arbeitete BERTA URSULA MÜLLER (Sekretärin d. Freiburger Klinik) in bestem Einvernehmen.

Die Einladung zur Tagung ging Ende Februar 49 heraus. Ankündigung der Gedächtnisfeier für LUDWIG REHN. Seiner Ehrung galt auch der 1. Hauptvortrag Chemie und Krebs, dargestellt am Anilinkrebs (LUDWIG REHN), Vortragender K. H. BAUER (Heidelberg).

2. Tag: DOMAGK-Elberfeld: Grundlagen der Chemotherapie bei den Sulfonamiden und verwandten Substanzen mit bsd. Berücksichtigung der Anwendung in der Chirurgie.

v. REDWITZ-Bonn: Klinische Erfahrungen mit der Anwendung der Chemotherapie in der Chirurgie.

3. Tag: FREY-München. Indikation u. Technik der Lungenlappenexstirpation.

4. Tag: BÜRKLE DE LA CAMP-Bochum: Wiederherstellung der Beweglichkeit versteifter Gelenke. —

Dies bedeutete 2 Tage allgemeine und zwei Tage spezielle Chirurgie. Unter diesen Hauptthemata und neben denselben läßt sich das übrige Programm mit 88 Vorträgen gut unterbringen. — Voraussetzung ist genaue Festlegung der Redezeit und Mitteilung im Programm. Die Beteiligung war eine recht große, das Interesse an den Sitzungen mit einer frischen Diskussion ein sehr erfreuliches. Das gute Mitgehen aller Beteiligten an den Verhandlungen erleichterte mir den Vorsitz außerordentlich. Das Ausland beginnt sich zu zeigen und an unserem Kongreß

Interesse zu nehmen. Sehr bemerkenswert eine freundschaftlich gehaltene Rede des französischen Chirurgen BUER aus Schlettstadt (Elsaß), welche mit großem Beifall aufgenommen wurde.

Den Abschluß des Kongreßes bildete eine Weinprobe in Bingen, zu welcher die Bürgerschaft B. eingeladen hatte.

Freiburg i. Br. im November 1950.

67. TAGUNG (1950) IN FRANKFURT/M.

Vorsitzender ERICH FREIHERR v. REDWITZ *(Bonn)*

*1. Aus der Eröffnungsansprache**

Nach einer durch die historischen Ereignisse erzwungenen Ruhe von 5 Jahren hat die Deutsche Gesellschaft für Chirurgie 1949 nach Abschluß der kriegerischen Ereignisse auf deutschem Boden zum ersten Male wieder in Frankfurt unter dem Vorsitz von EDUARD REHN getagt. Die Wiederaufnahme dieser Tagung im vorigen Jahr war ein schwieriges und mühsames Unternehmen. Ich bin Ihrer Zusicherung sicher, wenn ich Herrn REHN bei dieser Gelegenheit noch einmal den herzlichsten Dank der Gesellschaft für seine umsichtige und erfolgreiche Organisation und Leitung der 66. Tagung zum Ausdruck bringe. Sie erinnern sich seines eindrucksvollen und gleichzeitig niederschmetternden Berichts über die Verluste, welche die Gesellschaft in den Kriegsjahren an Mitgliedern und Gütern erlitten hat, und über die katastrophale Vermögenslage, in die sie geraten ist. Aus einer reichen Gesellschaft sind wir zu armen Leuten geworden. Wir haben nur wenige Bruchstücke gerettet und müssen versuchen, unter schwierigen Verhältnissen wieder aufzubauen. Der größte und unersetzliche Verlust bleibt der unserer wertvollen Bibliothek.

Die Chirurgie stellt ein hervorragendes kulturverbindendes Element dar. Die Geschichte der deutschen Chirurgie zeigt jedenfalls, daß sich die Chirurgie innerhalb des deutschsprachigen Gebiets selbst in den Zeiten des Bruderzwistes im 19. Jahrhundert als ein solches bewährt hat. Die Schicksale und Lebenswege einiger unserer größten Meister

* Langenbecks Arch. u. Dtsch. Z. Chir. **267**, 3 (1951).

bezeugen dies, am stärksten vielleicht der Lebensweg von THEODOR BILLROTH. In Bergen auf der Insel Rügen als Sohn eines protestantischen Pastors geboren, hat er in Göttingen und Berlin seine medizinische Ausbildung erhalten. Als junger Professor wurde er in die Schweiz auf den Lehrstuhl von Zürich berufen. Dort ist er zu einem hervorragenden Kliniker ausgereift. Von Zürich wurde er, der Preuße und Protestant, nach dem kaiserlichen Wien und in das katholische Österreich geholt im Jahre des Heils 1867, ein Jahr nach der Schlacht von Königgrätz.

Aus BILLROTHs Schule sind VINCENZ v. CZERNY nach Freiburg und Heidelberg, JOHANN v. MIKULICZ-RADECKI, dem die deutsche Chirurgie so unendlich viel verdankt und dessen wir heute anläßlich seines 100. Geburtstages gedenken wollen, nach Königsberg und Breslau, ANTON v. EISELSBERG nach Utrecht und Königsberg berufen worden, eine Generation später ist ERWIN PAYR von Graz nach Greifswald, Königsberg und Leipzig, PAUL CLAIRMONT von Wien nach Zürich, HANS v. HABERER von Innsbruch und Graz nach Düsseldorf und Köln gezogen. Rege war der Austausch zwischen der Schweiz und dem ehemaligen Deutschen Reich. Ich nenne nur die Namen CARL GARRÈ, EUGEN ENDERLEN, GERHARD HOTZ und FERDINAND SAUERBRUCH, die in beiden Ländern Chirurgie getrieben und gelehrt haben.

Wie gewaltig haben sich die Zeiten geändert. Heute leben wir in einer schweren Umbruchszeit, in einer Zeit größter politischer und sozialer Umwälzungen. Ob diese bald stürmisch beängstigend und zerstörend verlaufen, oder ob sie nur schleichend und langsam sich vollziehen, ihre Folgen werden für die Zukunft nicht minder schwerwiegend sein. Es muß den Historikern überlassen bleiben, festzustellen, ob unsere Erde in bestimmten Intervallen immer wieder von den Wellen solcher sozialer Beben erschüttert worden ist, und die Zusammenhänge zwischen den einzelnen geschichtlichen Eruptionen nachzuweisen.

Einige hellsichtige Propheten haben unserer Generation schon an der Wiege eine schwere Zukunft gesungen und die Gefahren aufgewiesen, welche der christlichen Kultur des Westens in Zukunft drohen werden. Aber wenn uns Klio, diese Meisterin unvorhergesehener Wendungen, in ihren Romanen nicht täuscht, und wenn uns nicht unsere besten und schönsten Hoffnungen trügen, so erleben wir jetzt die heftigen, freilich auch schmerzhaften Geburtswehen einer neuen, über nationale Vorurteile hinweggehenden Form der Beziehungen der Völker untereinander. Lassen Sie mich daher dem Wunsch und der Hoffnung Ausdruck geben, daß unsere schöne Kunst und Wissenschaft, von der GOETHE einmal gesagt hat:

„Der Chirurg widmet sich dem göttlichsten aller Geschäfte,
ohne Wunder zu heilen und ohne Worte Wunder zu tun“

sich auch in diesem Weltgeschehen als ein versöhnendes, kulturverbindendes Element erweisen wird und erlauben Sie mir, die Anwesenheit so vieler erlesener Gäste aus dem Ausland auf der Tagung als ein hoffnungsvolles Zeichen nach dieser Richtung zu deuten.

Publizistik gehört zu den Erscheinungen unserer umwälzenden Zeit. Auch die Heilkunde kann die Hilfe der großen Weltmacht Presse nicht entbehren, um sich ihre Stellung innerhalb der sich umordnenden Gesellschaft zu wahren. Aber Veröffentlichungen über medizinische Dinge in der Tagespresse müssen von Sachkenntnis getragen und mit Takt und Geschmack vor allem von *ärztlichen* Gesichtspunkten aus verfaßt sein. Wahres Arzttum gedeiht nur in der Stille ernsten Schaffens und sittlichen Ernstes. Es verträgt sich nicht mit sensationeller Propaganda und reklamehafter Anpreisung eigener Erfolge oder eigener Methoden. Solche Veröffentlichungen sind geeignet, in Laienkreisen falsche Vorstellungen und Hoffnungen oft in ärztlich und klinisch noch nicht ausgereiften Fragen zu erwecken. Zahlreiche Zuschriften und mehr oder minder takt- und geschmacklose Reportageproben, welche dem Vorsitzenden zusammen mit empörten Kritiken zugegangen sind, geben Anlaß zu der Forderung, nach dieser Richtung doch äußerste Zurückhaltung zu üben und auf keinen Fall einer Reportage zuzustimmen, die Ihnen nicht in Bild und Text zur endgültigen Genehmigung vorgelegen hat.

Wir haben voriges Jahr in einem Zirkus getagt; wir sind dieses Jahr in einer Messehalle versammelt. Lassen Sie uns bemüht sein, diese Tagung nicht zu einer chirurgischen Messe ausarten zu lassen, auf der Heilmethoden und Heilmittel angepriesen werden, eine Gefahr, die nach den Erfahrungen der letzten Jahre nicht gering ist.

2. Abschlußbericht

Die 67. Tagung fand vom 31. V.—3. VI. 1950 in der Messehalle in Frankfurt statt.

Auf der 66. Tagung in Frankfurt war ich als Nachfolger von E. Rehn zum Vorsitzenden für 1950 gewählt worden. Fromme, der 1943 zum Vorsitzenden für den nächsten Kongress gewählt worden war, hatte bereits 1949 erklärt, die Tagung in Frankfurt nicht von Dresden aus durchführen zu können und glaubt auch 1950 den Vorsitz nicht übernehmen zu können.

Man sollte in der Ausschußsitzung nach der Tagung 1949 beschliessen, die Tagung 1950 nach Möglichkeit wieder in dem traditionellen Tagungsort Berlin abzuhalten. Für den Fall, daß dies noch nicht möglich sein sollte, jedoch wieder Frankfurt zu wählen. Düsseldorf, Wiesbaden, Karlsruhe oder Bonn konnten nach näherer Prüfung der örtlichen Verhältnisse nicht in Betracht gezogen werden.

Herr Hübner, unser 1. Schriftführer, hatte sich stark für Berlin eingesetzt, wo der Titaniapalast in Steglitz als geeignete Verhandlungsstätte in Betracht kam. Aber eine noch von E. Rehn am 22. 10. 49 nach Frankfurt einberufene Ausschußsitzung entschied sich nach eingehender Prüfung der Sachlage dahin, daß Berlin für 1950 aus technischen Gründen nicht in Frage käme und Frankfurt gewählt werden solle.

Die Verhandlungen in Frankfurt selbst führten nach einigen Verzögerungen und Rückschlägen zu der Wahl der Messehalle als Tagungsstätte.

Die würdigste Tagungsstätte wäre wohl das Bundeshaus der Stadt Frankfurt gewesen, die alte pädagogische Akademie, welche sich im Umbau befand. Aber, nachdem die Wahl der Bundeshauptstadt auf Bonn gefallen war, waren die Umbauarbeiten liegen geblieben, so daß mit einer Fertigstellung der Kongressräume in diesem Gebäude nicht mehr zu rechnen war.

Durch die Initiative des Oberbürgermeisters der Stadt Frankfurt Kolb, der der D. G. f. Ch. sehr entgegenkam, gelang es im letzten Augenblick dann, die Messehalle als Tagungsstätte zu gewinnen.

Dank der Bemühungen von Professor Geissendörfer und Dr. Kurtz, seinem Oberarzt, konnten die Verhandlungen mit den städtischen Behörden einen zwar nicht geringen, aber tragbaren Mietpreis für die Hallen erzielen und alle Vorsorgen getroffen werden, um den Rahmen des Kongresses würdig zu gestalten. Die schwierige Frage der Akustik konnte mit Hilfe der Telefunkengesellschaft befriedigend gelöst werden und die Projektionsmöglichkeiten mit Hilfe der Firma Leitz (Wetzlar) günstig gestaltet werden.

Die wichtigsten Ereignisse des Jahres 1950 sind wohl die, welche zur Wiederaufnahme der internationalen Beziehungen der Gesellschaft führten.

Das International College of Surgeons in Chicago hatte unter der Praesidentschaft von K. Thorek die deutschen Chirurgen ohne weiteres wieder aufgenommen, die deutsche Sprache als Verhandlungssprache anerkannt. Es wurde ein deutsches Kapitel des International College unter dem Vorsitz von Herrn Konjetzny gegründet.

Die Societé Internationale de Chirurgie ist von sich aus an uns herangetreten und hat die deutschen Chirurgen aufgefordert ihre Plätze wieder in der Internationalen Gesellschaft einzunehmen, nachdem die Generalversammlung der Societé Internationale de Chirurgie 1949 in New Orleans sich einstimmig für die compromisslose Aufnahme der Deutschen Chirurgen ausgesprochen hatte. Durch Verhandlungen mit dem Generalsekretär der S. I. d. Ch., Herrn Dr. Dejardin (Brüssel), der zur Tagung als Gast kam, gelang es ein Deutsches Comité der S. I. d. Ch. zu bilden und so die alten Beziehungen wieder herzustellen.

Die Wiederaufnahme der Beziehungen hat sich diesmal rascher und reibungsloser gestaltet als nach dem I. Weltkrieg (s. d. Bemerkungen von PAYR und KÜTTNER). Dieser Verlauf ist allerdings eine natürliche Folge der allgemeinen politischen Entwicklung.

Zum Praesidenten des Comité Allemand wurde ich, Prof. NAEGELI (Tübingen) zum Schriftführer und Prof. BÜRKLE DE LA CAMP zum Schatzmeister gewählt.

Ausser Dr. DEJARDIN (Brüssel) dem Generalsekretär der Societé Internationale de Chirurgie und K. THOREK, dem Praesidenten der International College of Surgeons sowie Prof. SORREL, der Praesident der Academie de Chirurgie in Paris, und Sir GORDON GORDON TAYLOR sind die Herren M. BROSTER, PENNYBACKER, Prof. McINTOSH von der Royal Society of Medicine in officieller Eigenschaft zur Tagung gekommen.

Die Tagung nahm einen würdigen und guten Verlauf. Ich hatte jedenfalls den Eindruck eines harmonischen Zusammenarbeitens mit den Berliner und Frankfurter Herren und das Gefühl, daß man im allgemeinen mit dem Kongress zufrieden war.

Die Hauptthemata waren:

I. Der heutige Stand der Anaesthesieverfahren in der Chirurgie

H. WEESE (Düsseldorf) Grundsätzliches, Pharmakologisches zu den modernen Anaesthesieverfahren.

TORSTER GARDH (Stockholm) Die Technik der modernen Anaesthesieverfahren.

E. DERRA (Düsseldorf) Klinische Erfahrungen und Perspektiven.

II. Neuere Probleme in der Magenchirurgie.

N. GULEKE (Jena) Klinische Probleme.

F. BÜCHNER (Freiburg) Über den heutigen Stand der Lehre von der Pathogenese des peptischen Geschwürs.

III. Die Pathologie der Zwischenbandscheibe der Wirbelsäule, ihre klinischen Folgen und ihre Behandlung.

H. JUNGHANNS (Oldenburg) Die Pathologie der Bandscheibe.

J. REISCHAUER (Essen) Ischialgie u. Brachialgie u. ihre Beziehung zur Bandscheibe.

H. KUHLENDAHL (Düsseldorf) Die operative Behandlung der Wurzelkompressionssyndrome.

T. K. FISCHER (Zürich) Neue röntgenologische Methoden zur Darstellung von Bandscheibenveränderungen.

IV. Die Chirurgie der Drüsen mit innerer Sekretion.

W. DENK (Wien).

Am ersten Tag fand eine Gedenkfeier für JOHANNES V. MIKULICZ statt, zu der mehrere Mitglieder der Familie MIKULICZ erschienen waren. Nach der Gedenkrede von FERDINAND SAUERBRUCH sprach Sir GORDON GORDON TAYLOR, der sehr anerkennende Worte für die deutsche Chirurgie fand. Seine Rede und die Art seines Auftretens haben entschieden dazu beigetragen, der Feier eine gewisse Weihe zu verleihen. Am 2. Tag fand eine Feier für GUSTAV ADOLPH NEUBER statt, dessen Geburtstag sich 1950 ebenfalls zum 100. Male jährte. KONJETZNY (Hamburg) hielt eine kurze, inhaltsreiche und würdige Rede.

Die wissenschaftlichen Verhandlungen verliefen programmäßig. Die Referate waren erschöpfend und zum Teil ausgezeichnet. Die mit den Rednern vereinbarten Zeiten wurden im allgemeinen eingehalten, so daß das ganze große Programm abgewickelt werden konnte. Alle 4 Hauptthemen konnten durchgesprochen werden. Es wurden auch wieder Ansätze zu einer freien Discussion erreicht. Der Besuch war ein sehr reger, die Projektionen klappten vorzüglich, die Akustikfrage war ausgezeichnet gelöst. Der Festabend verlief bei starkem Besuch angeregt und harmonisch.

Die Rheinfahrt am Sonntag fand nur geringe Teilnahme. Den wenigen Teilnehmern wird aber die schöne Fahrt durch das Wisberttal und die Weinprobe und der Nachmittagskaffee auf der Burg Glock in guter Erinnerung bleiben.

Zum Vorsitzenden für 1951 wurde E. K. FREY (München), als nächster Tagungsort zunächst Frankfurt, als Tagungszeit die Woche nach Ostern gewählt.

Bonn, 1. Dezember 1950

68. TAGUNG (1951) IN MÜNCHEN

Vorsitzender EMIL K. FREY *(München)*

*1. Aus der Eröffnungsansprache**

Daß diese Tagung diesmal in München stattfindet, in dem von dem genialen Willen OSKAR VON MILLERS geschaffenen Deutschen Museum, diesem ragenden Zeichen deutscher Zusammenarbeit und Zusammengehörigkeit, möge von guter Vorbedeutung sein.

* Langenbecks Arch. u. Dtsch. Z. Chir. **270**, 3 (1951).

Auch ist es mir eine besondere Genugtuung, zahlreiche Chirurgen aus dem Auslande, aus der Schweiz und aus Schweden, aus Belgien und Frankreich, aus England und den Vereinigten Staaten, aus Spanien und Italien, aus Jugoslawien und der Türkei, aus Südamerika und aus Südafrika bewillkommnen zu dürfen. Ich freue mich herzlich, daß so viele von uns hochverehrte Kollegen und Freunde aus fremden Ländern zu uns kamen, denn nichts wird die so dringend notwendige Gemeinschaft

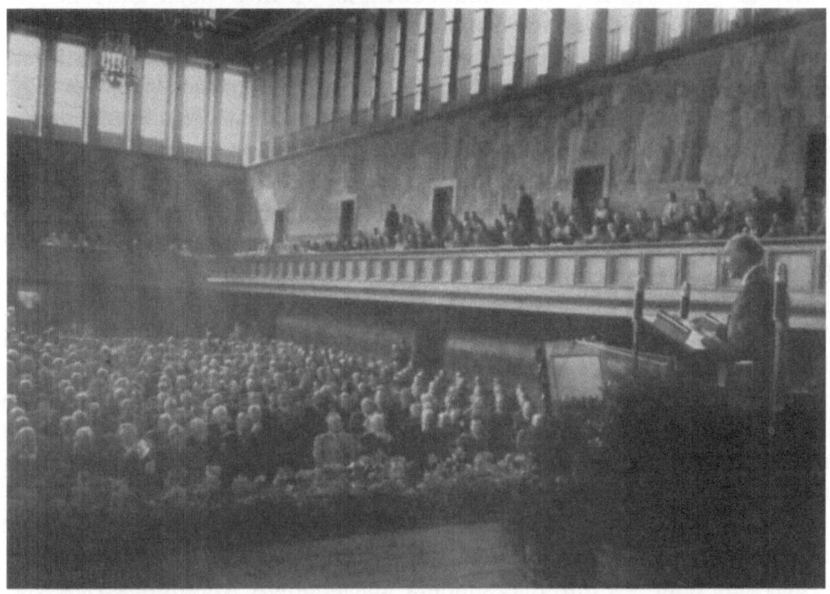

Abb. 29. Der Große Sitzungssaal im Deutschen Museum in München. Tagungsort der Deutschen Chirurgenkongresse seit 1951. Am Rednerpult C. CRAFOORD-Stockholm während seines Vortrages über „die Stockholmer Erfahrungen in der Chirurgie der großen Gefäße und des Herzens" (69. Tagung 1952)

der Völker mehr fördern, als der unbedingte und aufrichtige Wille, vorurteilslos sich gegenseitig kennen, verstehen und achten zu lernen.

Überall in der Welt gibt es gleichgesinnte Menschen, die zusammengehören. Sie sind die Säulen überstaatlichen menschlichen Begreifens. Es ist ein hohes Streben, das uns hier zusammenführt: zum Nutzen unserer Kranken zu denken und zu wirken. Um dieser Aufgabe zu dienen, reichen sich die Chirurgen aller Länder die Hände. So danke ich insbesondere den ausländischen Forschern, die unsere Tagung durch Vorträge bereichern und uns von ihren eigenen Arbeiten und den Fortschritten in ihren Ländern berichten werden.

Meine Damen und Herren! Es gibt Entwicklungen, die wir nicht aufhalten werden, sondern nur mit ruhiger Überlegung leiten können. In dem sich immer mehr ausweitenden Gebiete der Chirurgie lassen sich

Aufteilungen nicht mehr vermeiden. Wir müssen aber versuchen, sie in vernünftigen Grenzen zu halten und dafür sorgen, daß die allgemeine Chirurgie nicht ganz verschwindet. Vor allem aber wollen wir ehrlich sein, wenn wir uns fragen: wer ist heute, wenn er nicht bei der Entwicklung der einzelnen Fachgebiete vom Beginn an bevorzugter Stelle mitarbeiten konnte, in der Lage, das gesamte Ausmaß der Chirurgie: die Gehirnchirurgie, die Thoraxchirurgie, die Bauchchirurgie, die Urologie, die Orthopädie, die Unfallchirurgie wirklich noch ganz zu beherrschen? Es sind gewiß nur wenige. Ja, es ist gar nicht mehr wünschenswert, daß überall alles betrieben wird. Es wäre nicht im Sinne unserer Kranken, auf deren Wohl und auf deren Sicherheit es doch ankommt, wenn jeder Chirurg z. B. auch Operationen von Hirntumoren durchführen würde, wenn an allen Krankenhäusern Lungen- und Oesophagusresektionen oder Herzoperationen gemacht würden. Es ist für unsere Patienten sicher besser, wenn Eingriffe, deren Gelingen eine große Organisation und eine langjährige, besonders gerichtete Ausbildung und Erfahrung voraussetzen, an einzelnen Stellen konzentriert werden, wo man sich mit den speziellen Problemen besonders eingehend befaßt. Es ist nicht zu bestreiten, daß durch solche Konzentrationen in den letzten Entwicklungsperioden der Chirurgie die überzeugendsten Fortschritte erzielt wurden. Wir müssen daraus schließen, daß eine gewisse Einseitigkeit und Spezialisierung nicht nur unvermeidlich ist, sondern auch sehr sinnvoll sein kann, wenn sie von den richtigen Leuten am rechten Ort mit tiefstem Ernste geübt wird.

Aber es muß auch noch Stellen geben, an denen die gesamte Chirurgie vereinigt ist, gleichviel ob der einzelne Klinikleiter alle ihre Zweige selber beherrscht oder sie durch besonders ausgebildete Abteilungsärzte vertreten läßt. Denn sonst geht das Gesamtbild, die Zusammenschau, verloren. Ich habe es immer als einen großen Vorzug unserer Kongresse empfunden, daß sie einen Überblick über die gesamte Chirurgie gaben. Ich hoffe, es wird auch diesmal so sein.

Entwicklungen werden immer von Meinungsverschiedenheiten begleitet sein, die manchmal hart aufeinander prallen, was durchaus nicht schadet. Deshalb aber von einer Krisis zu sprechen, wie das öfter geschieht, dafür liegt kein Grund vor. Wir erleben eine wunderbare und an Wundern reiche Entwicklung der Medizin und der Chirurgie und erschauen trotz aller politischen Kümmernisse eine großartige Zeit.

Trotzdem haben wir auch unsere Sorgen, große Sorgen sogar, und eine der erntesten betrifft die Stellung und die Entwicklung der Wissenschaft in den deutschen Landen. Und deshalb ist zu prüfen, ob unsere deutschen Leistungen neben den besten der übrigen Welt bestehen können.

Niemand bestreitet, daß die deutsche Wissenschaft und auch die deutsche Chirurgie lange Zeit, zum mindesten bis zum ersten Weltkrieg, führend waren.

Aber wir sind uns klar darüber, daß wissenschaftliche Forschung nur gedeiht und gedeihen kann, wenn ihre Kontinuität nicht ständig unterbrochen wird, wenn Ruhe und Sicherheit der Arbeit und Freiheit des Denkens und des Forschens gewährleistet sind. Es wäre sinnlos, nicht einzusehen oder nicht zugeben zu wollen, daß die führende Rolle, die die deutsche Wissenschaft einst unbestritten innehatte, vielfach an andere, unter glücklicheren Bedingungen arbeitende Länder — insbesondere Amerika — abgegeben werden mußte. Aber wir brauchen nicht zu verzagen: Die Grundeinstellung für wissenschaftliche Arbeit, das Streben nach Erkenntnis, nach Wahrheit und nach Klarheit ist uns nicht verlorengegangen und wo es noch schlummert, kann es gewiß geweckt und gefördert werden. Es lebt so viel Mut, so viel Wille zu ernster, ehrlicher Arbeit in den Jungen, daß wir der Zukunft voll Vertrauen entgegensehen können.

Und hier nun liegen unsere Sorgen: Die Einsicht, daß gerade die Entwicklung geistiger Arbeit von eminentester Bedeutung nicht nur für die Wissenschaft, sondern für unser ganzes Volk und seine Zukunft ist, zeichnet sich oft nicht klar genug ab. Man kann Wissenschaft heute nicht mehr mit Erfolg betreiben ohne bedeutende Hilfsmittel, ohne Raum, ohne Instrumente, ohne Mitarbeit ausreichender, langjährig geschulter Kräfte und ohne Geld.

Es wird allzuoft übersehen, daß kein Kapital so hohe Zinsen erwarten läßt, wie das einzige, uns noch verbliebene, das geistige Kapital.

Niemand verkennt unsere materiell äußerst betrübliche Lage und die Unvermeidbarkeit gewaltiger Ausgaben für Besatzungskosten, Kriegsopfer, Flüchtlinge, soziale Fürsorge usw. Wir begreifen, daß für die Wissenschaft nicht mehr sehr viel übrigbleibt. Aber daß so wenig übrigbleibt, daß bei der Verteilung des Wenigen die Wissenschaft nicht stärker berücksichtigt wird, das verstehen wir nicht.

Meine Damen und Herren! Jedem wissenschaftlichen Streben liegt bewußt oder unbewußt die Überzeugung zugrunde, daß überall in der Welt, sei es oben in den Sternen, sei es unten auf der Erde, Ordnung und Gesetz herrschen. Sie zu erkennen und zu ergründen, ist Ziel wissenschaftlicher Forschung.

Der Außenstehende wird dies oft schwer würdigen können; denn nicht jedem ist es bekannt, wie oft zunächst recht zwecklos erscheinende Arbeit sich später als sehr nützlich, ja bahnbrechend erwies.

Es wiederholt sich stets dasselbe: Die wissenschaftliche Forschung geht voran, der praktische Erfolg kommt früher oder später nach.

Man hat den überaus gewagten Versuch unternommen, große Menschheitsfragen allein durch Verstand und Wille, durch Geist und durch Gewalt zu lösen, aber ohne Herz und ohne Liebe.

Das Experiment, vermeintliche Überlegenheit mit Gewalt zu beweisen, ist mißglückt und wenn es auch immer noch fortgeführt und von neuem versucht wird, so ist es doch zum Mißlingen verurteilt.

Wie schön klang einst das Wort Leo Tolstois: „Ich anerkenne kein anderes Zeichen der Überlegenheit, als die Güte“, wie wundervoll ersah Dante in seiner „Göttlichen Komödie“ nach der Wanderung durch das Inferno das hehre Leuchten des Paradieses:

„Luce intellectual piena d'amore“

„Licht der Erkenntnis, ganz erfüllt von Liebe.“

So sagen es uns die größten Geister der Vergangenheit und Gegenwart: auch Geist und Erkenntnis allein reichen nicht aus, wenn sie nicht von Liebe geleitet sind.

2. *Abschlußbericht*

Die 68. Tagung der Deutschen Gesellschaft für Chirurgie fand diesmal wieder — wie in früheren Zeiten — in der Woche nach Ostern statt und zwar in München. Eine an sämtliche Mitglieder des Ausschusses gerichtete Anfrage, in der als Tagungsorte Frankfurt und München zur Discussion gestellt wurden, war (mit erheblicher Majorität) mit der Befürwortung von München beantwortet worden.

Dies wurde von den allermeisten Kongreßteilnehmern aufs wärmste begrüßt; abgesehen von der besonderen Beliebtheit der Stadt München stand im Kongreßsaal des Deutschen Museums ein für unsere Zwecke hervorragend geeigneter Raum zur Verfügung: Der prächtige von Oskar von Miller geschaffene Sitzungssaal mit seinen ausgezeichneten technischen Einrichtungen, mit seinen großzügigen Nebenräumen und den breiten Gängen, die für die Unterbringung der Ausstellung hervorragend geeignet waren.

Der Besuch des Kongresses war ein außerordentlich starker. Sehr erfreulich war auch die Teilnahme des Auslandes. Allein aus Frankreich kamen vier Redner: Lériche, Fontaine, Marc Iselin, Cloué.

Obwohl in den letzten Jahren die Zahl der regionären Tagungen übergroß angewachsen ist, waren Vortragsmeldungen in sehr hoher Zahl eingegangen. Eine erfreuliche Begeisterung der jüngeren Kollegen zu wissenschaftlicher Arbeit war trotz der schwierigen äußeren Umstände, die der Forschung abhold sind, unverkennbar.

Die Tagung wurde mit einem kurzen weihevollen Orgelspiel eingeleitet.

In meiner Eröffnungsrede betonte ich, daß die heute Führenden offenbar nicht immer die Einsicht besitzen, daß die Entwicklung geistiger Arbeit von eminentester Bedeutung für unser Volk und seine Zukunft ist und kein Kapital so hohe Zinsen erwarten läßt wie das in die Wissenschaft investierte. Die Besonderheit der Weltsituation veranlaßte mich auch davon zu sprechen, daß das Kernproblem unserer Zeit im Menschlichen liege und es ein höchst gefährlicher Versuch sei, große Menschheitsfragen allein durch Verstand und Wille, durch Geist und Gewalt zu lösen — aber ohne Herz und ohne Liebe.

Wohl jeder Vorsitzende unserer Gesellschaft hat sich darüber Gedanken gemacht, ob es nicht besser wäre statt einer großen Fülle kurzer Einzelvorträge eine beschränkte Zahl richtiger Themata zu wählen und diese eingehend diskutieren zu lassen. Ich wollte aber doch möglichst vielen jungen Kollegen Gelegenheit geben sich der Gesellschaft vorzustellen und von ihren Arbeiten zu berichten und ich glaube, daß trotzdem die aktuellen Fragen nicht zu kurz gekommen sind.

Der 1. Vormittag war der Allgemeinen Chirurgie gewidmet und zwar dem Thema: „Prophylaxe und Behandlung von Thrombose und Embolie", E. Rehn hielt den Hauptvortrag. 17 Redner beteiligten sich an der Diskussion. Am Nachmittag gab Hellner einen Überblick über die „Behandlung und Prognose der Knochensarkome". Die noch verbleibende Zeit gehörte der Bauchchirurgie.

Auch der zweite Vormittag galt der Allgemeinen Chirurgie. Bodechtel (Düsseldorf) und Vossschulte (München) sprachen klar und übersichtlich über „Entstehung und Behandlung chronischer Schmerzzustände". 15 Diskussionsredner hatten sich zur Besprechung dieses Problems gemeldet.

Das 3. Hauptthema lautete: Pathogenese und Behandlung der Hochdruckkrankheit. Vorzüglich war das internistische Co-Referat von Hoff (Aachen), klar und kritisch das chirurgische Referat Brunners (Zürich).

Aus dem Gebiete der Urologie wurden zwei Fragen herausgegriffen, die mir wesentlich erschienen: Die Cystektomie beim Blasencarcinom und die Urogenitaltuberkulose unter besonderer Berücksichtigung der chemotherapeutischen Behandlung. Die Referate waren Boeminghaus (Düsseldorf) und Boshamer (Wuppertal) anvertraut. Urologische Themata hatte ich auch aus dem Grunde gewählt, die Zugehörigkeit der Urologie zur Chirurgie zu betonen. Die bei den letzten beiden Kongressen favorisierte Thoraxchirurgie, einschließlich der modernen Narkose kam diesmal in kürzeren Einzelvorträgen, aber doch ausreichend zur Geltung.

Über die Behandlung der frischen und gedeckten traumatischen Hirnschädigung sprach am Samstag vormittag Tönnis. Auch hier folgte eine ausgedehnte Diskussion. Der Nachmittag wurde — wie üblich — mit Vorträgen aus der Extremitätenchirurgie beschlossen.

Die Disziplin der Redner war erfreulich. (Das Programm lief reibungslos ab.) Die Sitzungen konnten jeweils pünktlich auf die Minute nach völliger Abwicklung des Programms geschlossen werden.

Am Donnerstag Abend fand in den Räumen des Regina-Palast-Hotels der gesellschaftliche Abend statt, zu dem erstmals auch die Damen der Kollegen eingeladen waren. Etwa 1200 Personen nahmen daran teil.

Da die Tagung der Deutschen Gesellschaft für Chirurgie zum 1. Male in München stattfand, machten Vorbereitung und Organisation reichlich Mühe und Arbeit. Ich bin insbesondere dem engeren Kreis meiner Mitarbeiter dankbar, die sich mit großer Begeisterung und Hingabe für unsere Ziele einsetzte.

Zu Ehrenmitgliedern wurden Gustaf Petrèn (Lund) und Wilhelm Henschen (Basel) ernannt. Zum Vorsitzenden für das Jahr 1951/52 wurde K. H. Bauer (Heidelberg) gewählt.

München 14. November 1951

E. K. Frey.

69. TAGUNG (1952) IN MÜNCHEN

Vorsitzender K. H. BAUER *(Heidelberg)*

*1. Aus der Eröffnungsansprache**

Wer wollte es bestreiten: unter allen Ärzten hat der *Chirurg* eine *Sonderstellung.* Alle anderen Ärzte wirken auf den Kranken indirekt, sei es durch Medikamente oder Kuren, durch Strahlen oder Verordnungen. Einzig der Operateur greift *direkt* und mitten in den Organismus seines Mitmenschen ein. Man kann Arzneien, Seren, Diäten, ja selbst Operationen verordnen, aber nicht „die Operation" rettet den Kranken, sondern nur sein Operateur mit seiner Hände und seines Geistes direktem Bewirken.

Noch ein Zweites kennzeichnet den operierenden Arzt: die oft *unmittelbare Krankheitsbefreiung* durch Herausnahme wirklich der Krankheit selbst.

* Langenbecks Arch. u. Dtsch. Z. Chir. **273,** 3 (1952/53).

Und das Dritte: Ist die interne Medizin die hohe Schule ärztlichen Erkennens, so findet — zusammengedrängt in eine kurze Spanne Zeit — *in der Operation ärztliches Handeln* — unbestreitbar — seine *höchste Konzentration.* Im Kampf mit der Krankheit, im Wettlauf mit der Zeit und im Ringen mit dem Tode noch in schier verzweifelter Lage wird die Chirurgie zur hohen Schule ärztlichen Handelns! Wie oft wird unter den Händen des Operateurs hohe Lebensgefahr der Durchgang zum Leben!

Aber schon OVID sagt: Es gibt nichts, was hilft, was nicht zugleich auch schaden könnte. Die *Kehrseite* jeder Operation ist die unvermeidbare Wundsetzung, die Krankheitswegnahme nur gegen *Risiken.* Vieler Sonnenglanz über unserer Chirurgie wird beschattet durch den Umstand, daß alles diagnostische Kalkül, alles Können und auch die letzte Sorgfalt nicht davor schützt, daß im Einzelfalle die Rechnung oft genug nicht aufgeht. Der Chirurg kennt, wie wenig andere, die Freuden des Sieges über die Krankheit, zugleich aber auch alle Bitterkeiten der Niederlage. Beide Pole sind weit gespannt.

So ist die chirurgische *Grundsituation* immer die gleiche: von seiten des Kranken, wenn er seinen Körper dem Operateur überantwortet, ein Höchstmaß menschlichen Vertrauens, für den Chirurgen eine schier übermenschliche Verantwortung! Und was liegt darin für ein Vertrauen auf eigenes Können, wenn der Operateur alle Gefahren in Rechnung stellt und immer wieder den hohen Einsatz, oft genug den des Lebens selber, wagt! So ist es zu allen Zeiten so, daß Entschlußkraft, Geistesgegenwart, technisches Können und wirkliches Handeln den Chirurgen charakterisieren. *Im Höchstmaß ärztlicher Verantwortung kulminiert die Sonderstellung des Chirurgen.*

So möchte es scheinen, als ob das *Bild des Chirurgen* seit je das gleiche geblieben ist. In vielem: ja! In vielem aber hat es sich *gewandelt.* Zunächst schon äußerlich.

Der Chirurg von heute ist nicht mehr eine Sonderform des Grandseigneurs. Die Demokratie stuft ihn ein nach seinem *Wert innerhalb der sozialen Rangordnung.* Aber seine Unentbehrlichkeit in Situationen hoher individueller Not, die oft dramatische Sinnfälligkeit seines Eingreifens und der Seltenheitswert höchster Leistungsstufe sichern ihm in der sozialen Hierarchie einen guten Platz und — Publizität, auch ohne Nachhilfe.

Gewandelt hat sich ferner seine *Arbeit im Operationssaal.* In dem Maße, wie die großen Fortschritte der Allgemeinen Chirurgie (moderne Anaesthesie, Chemotherapie der Infektion, Schockbekämpfung usw.) alle Eingriffe weiter humanisiert und gefahrenärmer gemacht haben, in gleichem Maße haben *neue, übergroße Operationen* Platz gegriffen.

Gewandelt hat sich ferner unsere *wissenschaftliche Grundhaltung.* Der rein operativen Technik, so wichtig sie ist, sind klare Grenzen gesetzt und die postoperative Mortalität enthüllt diese Grenzen schonungslos. Um die Operationsgefahren zu mindern und um folgerichtig vor- und nachzubehandeln, werden die Chirurgen immer internistischer und die Tagung wird zeigen, wie stark heute die Physiologie, aber auch die Pharmakologie unser chirurgisches Denken beeinflußt haben.

Gewandelt hat sich weiterhin vielerorts die *Stellung* des Chirurgen im Krankenhausbetrieb. Für seine Berufsausübung braucht der Chirurg natürlich das Krankenhaus und seine Einrichtungen. Daraus haben sich aber mancherlei Angriffe auf die Stellung des Chirurgen entwickelt. Sie alle kennen das Wort vom „Chefarzt als Erfüllungsgehilfen der Krankenhausverwaltung“.

Aber nicht nur die Kommunen, auch der *Staat* versucht Eingriffe in den Verantwortungsbereich des Chirurgen.

Nicht viel anders ist es mit *Einzelbehörden* und *Organisationen.* Das Berufsgeheimnis ist dutzendfach durchlöchert, das Krankenblatt nicht mehr ausreichend geschützt, die Haftpflichtansprüche an Chirurgen nehmen zu. Immer mehr Instanzen wollen dem Chirurgen dreinreden. Es ist klar, irgendwo muß das alles eine letzte Wurzel haben. Nie wird jemand gehört haben, daß je ein Jurist für einen Irrtum — wie Urteile höherer Instanzen zeigen, irren ja auch Juristen — daß je ein Jurist für einen Irrtum haftpflichtig gemacht wurde. Umgekehrt gibt es wohl kaum einen Chirurgen, der dem niemals ausgesetzt gewesen wäre. Woher diese Diskrepanz zwischen zwei gleichrangigen akademischen Berufen? Sehr einfach: seit je und immer noch erblickt die Rechtsprechung in der Operation im Sinne des Strafgesetzbuches tatbestandsmäßig eine Körperverletzung. Aus diesem unerträglichen Grundübel erwachsen viele Konsequenzen. Not tun — ich zitiere einen Juristen! — not tun neue Gesetzesbestimmungen, die eine Operation nach Sache und Sinn klar unterscheiden vom Messerstich eines Raufboldes (EBERHARD SCHMIDT).

Entscheidend aber bleibt die *aktive Einschaltung* in alle Fragen, die uns Chirurgen direkt betreffen. Nicht daß ich einer Interessenpolitik das Wort rede! Wir Chirurgen sind alle Individualisten und so von Natur aus keine Kollektivpolitiker. Aber hüten wir uns andererseits vor der „Ohne-mich“-Politik der völligen Interesselosigkeit! Indifferentismus leistet totalitärem Regiertwerden Vorspann. *Was wir nicht selber tun, das wird mit uns getan!*

Der Krankenhausverwalter kann nicht dominieren, sondern nur dienen. Noch ist *der Kranke* kein Kollektiv, sondern ein Individuum. Er *will nicht verwaltet, sondern behandelt werden.*

Der Chefarzt ist nicht „Erfüllungsgehilfe der Krankenhausverwaltung“, sondern der *Krankenhausverwalter* ist der *Entlastungsgehilfe des Chefarztes.* So und nicht anders ist es natürliches Recht.

Ein anderes brennendes Problem ist die drohende Zersplitterung unseres Faches durch die *Spezialisierung.* Sie wird hier stürmisch gefordert, dort tief beklagt. Gibt es überhaupt eine einigende Formel?

Bei der Spezialisierung werden leicht zwei Dinge durcheinandergeworfen. Für die *Wissenschaft* ist die Spezialisierung schlechthin ihr Schicksal. Wer hier wirklich Neues leisten will, kann es nur durch Beschränkung auf ein und später vielleicht auf mehrere Gebiete. Den großen Berg des Unerforschten kann man nur durch Arbeitsteilung abtragen.

Aber etwas anderes ist die Wissenschaft, etwas anderes die tägliche ärztliche *Praxis.* Hier ist das Substrat, unser Gegenüber, immer ein ganzer Mensch! Man kann ihn nicht ungestraft allzusehr regionalisieren, sonst endigt man — man hat ihn ja anderwärts schon — beim Facharzt für Proktologie oder für Varicositäten.

Ich glaube, wir kommen aus der Sackgasse nur heraus, wenn wir uns der *Polarität* dieser Fragen bewußt werden. Ist der Spezialist der eine Pol, so ist klar, er braucht einen *Gegenpol.* Das befreiende Wort stammt, wie so oft, von GOETHE. Er sagt: „Zur Einsicht in den geringsten Teil ist die Übersicht des Ganzen nötig."

Für diese Übersicht des Ganzen müssen auch in der Chirurgie *Probleme des ganzen Menschen* irgendwo ihre Heimstätte haben. Das gegenüber der extremen Spezialisierung unbedingt nötige *Gegengewicht,* das ist unsere — gestehen wir es offen! — heißgeliebte *Allgemeine Chirurgie.*

Was wir aber können, das ist, jede noch bestehende *allgemeinchirurgische Klinik zu einem föderalistischen System aller chirurgischen Spezialfächer auszubauen,* den kleineren Abteilungen größere Selbständigkeit einräumen, sie aber alle zusammenhalten durch das eiserne Band der Allgemeinen Chirurgie. Sie allein ist die *magna charta operationum.* Sie allein bewahrt vor Einseitigkeit und macht alle zum Nutznießer ihrer immer neuen Fortschritte. Das „Unter einem Dach"-Prinzip bringt Vorteile für alle Beteiligten; jeder lernt von jedem!

Einem freilich müssen sich beide beugen, der Spezialist und der Allgemeinchirurg. Nur zu leicht wird *er* vergessen, er, die Hauptperson all unserer Kongresse, er, der selber nie anwesend ist und um den sich doch alles dreht, er — das Maß aller unserer Dinge, er, *der kranke* und wieder gesunden wollende *Mensch.* Im Bestreben, ihm zu dienen, *muß* es Spannungen geben, denn nur der Wettstreit steigert die Leistung. Und wie schon HERAKLIT sagt: „Aus dem Kriege des Entgegengesetzten entsteht alles Werden".

Und wie in der Chirurgie Spezialist und Allgemeinchirurg polar verschiedene, aber gerade dadurch sich wechselnd bedingende Kräfte sind, so muß schließlich jeder Chirurg, wer er sei, mit FAUST sagen können:

„Zwei Seelen wohnen, ach, in meiner Brust!" Auf der einen Seite der *rationale Geist* nüchtern-naturwissenschaftlicher Beobachtung, Untersuchung und Behandlung der *Krankheit*, auf der anderen Seite der ewigärztliche Drang, dem *Kranken* in seiner ganzen somatischen und somatopsychischen Not zu helfen. Dazu bedarf es der Güte, Liebe und Menschlichkeit.

Übersehen wir nicht: *nur das hippokratische Bild des helfenden Arztes entspricht dem Bedürfnis des menschlichen Herzens!*

Aber, wer noch ein Ideal sein eigen nennt, muß auch dafür — *kämpfen!*

2. Abschlußbericht

Zunächst ein Wort des Dankes! Jeder Vorsitzende fernab vom Tagungsort wohnend ist auf „chirurgische" Hilfe in der Kongressstadt angewiesen. Wir verdanken Herrn Frey das Erlebnis „München 1951". Ich hoffe, daß die erste Wiederholung 1952 der Première nicht nachgestanden ist. Wieder hat München — nach L. Curtius „Deutschlands geliebteste Stadt" — seinen ganzen Charme — auch im Frühlingswetter entfaltet. Vergessen wir aber nicht die Organisation! Diese, wie überhaupt alles spezifisch Münchnerische hat von Anfang bis Ende vorzüglich funktioniert. So verdanke ich und mit mir unsere Gesellschaft Herrn Frey und seiner Klinik unendlich viel! Ich möchte es nochmals bezeugen!

Was der Vorsitzende für den Kongress tun kann, ist die Auswahl der Themen und Referenten und die Sorge für die Atmosphäre. Der Kongressatmosphäre suchte ich mit meiner Eröffnungsrede „über die geistige Situation unseres Faches" eine fortschrittliche und kämpferische Note zu geben. Ich glaube nicht, daß sich der Kongress auf den Rahmen von 1890 beschränken kann, seit sich die Chirurgie seit dem Kriege so ungeahnt entwickelt hat. So habe ich denn zwei Parallelsitzungen, eine für moderne Anaesthesie (Vorsitz E. K. Frey) und eine über experimentelle Chirurgie (Vorsitz Frh. v. Redwitz) ausgerichtet. Für die erstere war der Gedanke bestimmend, daß für die jungen aufstrebenden Anaesthesisten die tägliche Zusammenarbeit zwischen Narkotiseur und Operateur im Operationssaal sich auch durch Zusammenarbeit auf dem Kongress widerspiegeln solle. In der Sitzung für experimentelle Chirurgie sollte der junge Nachwuchs genügend Zeit haben, Zeugnis von seinem rein wissenschaftlichen Streben abzulegen.

Der Kongress muß aber m. E. nicht nur der gewaltigen Erweiterung der Chirurgie Rechnung tragen, sondern auch dem Kampf um die Freiheit unseres Berufsstandes. Es kann kein Zweifel sein, daß wir trotz unseres unersetzlichen Wirkens und unseren großen Arbeitseinsatzes vielfach übergangen werden und ins Hintertreffen zu geraten drohen.

Übergriffe von Krankenhausverwaltungen, Eingriffe des Staates, die zahlreichen Folgerungen aus der Tatsache, daß die Operation strafrechtlich immer noch eine Körperverletzung darstellt, verlangen Handeln. „Was wir nicht selber tun, das wird mit uns getan!"

Demzufolge wurde der These vom Krankenhausarzt als Erfüllungsgehilfen der Krankenhausverwaltung ebenso scharf der Kampf angesagt, wie der Forderung „alle Unfallverletzten ohne Ausnahme (!) in reine (!!) Unfallkrankenhäuser; wie aller Überspecialisierung überhaupt. Ich glaube, wir müssen uns immer wieder zu unserem deutschen Ideal der allgemeinchirurgischen Klinik als einem föderalistischen System aller chirurgischen Specialfächer bekennen.

Von den Referaten sollten die über Pathologische Physiologie in der Chirurgie (H. Schaefer-Heidelberg und F. Linder-Berlin) dem Grundgedanken dienen, daß eine moderne Chirurgie über alles Anatomisch-Technische hinaus ohne physiologische Unterbauung und Überwachung nicht mehr denkbar ist. Humanisierung der Eingriffe, Verkleinerung der Risiken und Erfolgssicherung haben in physiologischen Methoden ihre tiefste Wurzel.

Das Referat über Blutersatz (Bürkle de la Camp) wurde zur Grundlage für die erste Resolution, mit dem sich der Kongress an die breite Öffentlichkeit wandte — als Protest gegen das „Blutspendegesetz" mit seinem Versuch einer direkten staatlichen Einmischung in eine rein therapeutische Maßnahme.

Ausgesprochen standespolitischen Hintergrund hatten die 3 Referate über Rechtsfragen in der Chirurgie (R. Stich-Göttingen und die beiden Heidelberger Strafrechtler Eberhard Schmidt und K. Engisch). Sie mündeten aus in einer 2. Resolution — gerichtet an die gesetzgebenden Instanzen — mit der Forderung nach präcisen Vorschlägen für eine Reform des Strafrechts mit dem Ziel, daß endlich die Operation nach Sinn und Sache klar unterschieden werde „vom Messerstich eines Raufboldes".

Beide Resolutionen haben in der Presse und Öffentlichkeit ein allseitig lebhaftes und zustimmendes Echo gefunden.

2 Referate dienten aktuellen Problemen der speziellen Chirurgie: Crafoord-Stockholm sprach über die Chirurgie des Herzens und der großen Gefäße, Spath-Graz über die Chirurgie der Pleura.

Das letzte Referat betraf die Chirurgie im Dienst der Krebsverhütung (R. Geissendörfer-Frankfurt). Es sollte der Vorstellung Bahn brechen, daß ebenso wichtig, wie die Frühdiagnose, Früherfassung und Frühbehandlung des fertigen Krebses die Behandlung und Beseitigung des Vorkrebses in all seinen Erscheinungsformen ist.

Mit den zahlreichen Hauptvorträgen habe ich zugleich meiner Überzeugung Ausdruck verliehen, daß der „große" Kongress für die Willensbildung und Entwicklungsgestaltung großer Referate nicht entsagen kann. Für die kleineren Fragen sind kleine Kongresse übergenug vorhanden.

Zu Ehrenmitgliedern wurden DENK-Wien und COENEN (Münster) gewählt.

Die Fortentwicklung der internationalen Bedeutung Deutschlands gestattete erstmals wieder die Ernennung von korrespondierenden Mitgliedern: LERICHE-Paris, PHEMISTER-Chicago (posthum), Sir GORDON GORDON TAYLOR (London) und DEJARDIN (Brüssel).

Zum Vorsitzenden für 1952/53 wurde E. BORCHERS (Aachen) gewählt.

Der Kongress war sehr gut besucht. Am ersten Tage waren die 2000 Sitzplätze des Deutschen Museums restlos besetzt. Ich glaube, sagen zu dürfen, daß der Kongress als Beweis unseres Behauptungswillens, als Zeugnis für neue wissenschaftliche Tätigkeit in Deutschland und für einen guten Geist der deutschen Chirurgen positiv gewertet werden darf.

Etwas scheinbar Äußerliches möchte ich meinen Nachfolgern im Vorsitz noch empfehlen: einen Presseempfang am Vorabend des Kongresses. Er war sehr gut besucht und hat uns viel genutzt. Man sollte sogar auch noch einen Empfang am Schluß der Tagung in Erwägung ziehen.

Meinem Nachfolger wünsche ich von ganzem Herzen die gleiche Freude und Befriedigung, mit der ich auf mein ,,Präsidentenjahr" zurückblicke — und einen vollen Erfolg im Dienste unserer Gesellschaft.

Heidelberg, den 28. Oktober 1952

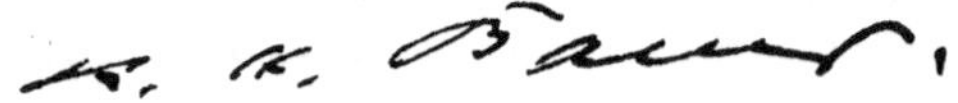

70. TAGUNG (1953) IN MÜNCHEN

Vorsitzender EDUARD BORCHERS *(Aachen)*

*1. Aus der Eröffnungsansprache**

Meine Damen und Herren! Es ist der *70. Kongreß der Deutschen Gesellschaft für Chirurgie*, in den wir soeben eingetreten sind, und gleichzeitig der 81. Geburtstag. Welch eine Fülle des Geschehens und des Fortschrittes umfassen diese Jahre, in denen die Medizin und mit ihr die Chirurgie *hauptsächlich von Deutschland aus* sich entfaltet haben aus einer lange Zeit geschlossen gebliebenen und nur widerwillig sich öffnenden *Knospe* zu einer *Blüte* von unerhörter Pracht. Die Anfänge dieses Aufblühens der wissenschaftlichen *Medizin* sind auf die Mitte des

* Langenbecks Arch. u. Dtsch. Z. Chir. **276**, 3 (1953).

19. Jahrhunderts zu verlegen; in der *Chirurgie* fallen sie zeitlich zusammen etwa mit der Gründung unserer Gesellschaft in den 70er Jahren.

Die *Gründungsgeschichte* unserer Gesellschaft aber ist diese: Drei Männer sind es gewesen, die sich im März 1872 mit einem Rundschreiben an eine größere Anzahl deutscher Chirurgen gewandt und erklärt haben, sie hätten beschlossen die Gründung einer *Gesellschaft für Chirurgie* in Verbindung mit einem jährlich wiederkehrenden 3—4tägigen Kongreß an einem ständigen Versammlungsort. Diese 3 Männer sind gewesen GUSTAV SIMON in Rostock, von dem die erste Anregung ausgegangen war, BERNHARD V. LANGENBECK in Berlin und RICHARD V. VOLKMANN in Halle. Dieser Entschluß sei hervorgegangen aus dem lebhaft gefühlten Bedürfnis, bei dem stets wachsenden Umfange unserer Wissenschaft die chirurgischen Arbeitskräfte zu einigen, den persönlichen Austausch der Ideen zu erleichtern und gemeinsame Arbeiten zu fördern.

Bis auf weiteres seien als Versammlungs*ort* Berlin und als *Zeit* die Tage nach Ostern in Aussicht genommen; den Vorsitz werde v. LANGENBECK übernehmen. So zu lesen in TRENDELENBURGS ,,Geschichte der ersten 25 Jahre der Deutschen Gesellschaft für Chirurgie". Auf dem den Älteren unter uns bekannten *Gründerbilde* aus dem alten Langenbeck-Hause ist dargestellt der gesamte Vorstand zur Zeit der Gründung unserer Gesellschaft*.

Es meldeten sich zunächst 127 deutsche Chirurgen zum Beitritt — 109 aus Deutschland und 18 aus der Schweiz, Österreich und Rußland. Die erste Sitzung ist abgehalten worden am 10. 4. 72 im ,,*Hotel de Rome*" Unter den Linden, die folgenden Sitzungen haben stattgefunden teils in der Aula der Berliner Universität, teils im alten Clinicum in der Ziegelstraße. Ab 1878 tagte man auch im *Operationssaal der Charité* und schließlich im *Operationssaale* der alten *Ziegelstraßen-Klinik*. Später gelegentlich auch im *Beethovensaale der Philharmonie* und im großen Saale der *Hochschule für Musik*.

Aber die Mitgliederzahl nahm ständig zu und die Ansprüche wurden größer. So kam es dann schließlich mit großzügiger Unterstützung des Kaiserpaares zum Bau des ersten eigenen Heimes, des neben der Ziegelstraßen-Klinik errichteten ,,*Langenbeck-Hauses*", und später während des 1. Weltkrieges zum Bau des ,,Langenbeck-Virchow-Hauses", in welchem die Tagungen unserer Gesellschaft bis in die Jahre des 2. Weltkrieges hinein stattgefunden haben.

Die Mitgliederzahl war bis 1910 auf über 2000 angestiegen mit fast 1000 Kongreßteilnehmern, und als 1926 die Mitgliederzahl mit 2500 annähernd ihren Höchststand erreichte, hatte man schon wieder Unterbringungssorgen.

In den Namen der Vorsitzenden vor und auch noch nach 1900 spiegelt sich wider ein großer Teil der *Geschichte des goldenen Zeitalters*

* s. Abb. 1, S. 1.

der deutschen Chirurgie! Denn die Ausrichtung dieser Chirurgie in Deutschland ist bestimmt worden *nicht* vom *Staate*, wie CHURCHILL meint, sondern durch die Deutsche Gesellschaft für Chirurgie, wie KIRSCHNER sehr richtig einst schon festgestellt hat. Die Deutsche Gesellschaft für Chirurgie hatte die Möglichkeit, eine solche Ausrichtung durchzuführen um so mehr, als die Aufstellung und Durchführung des wissenschaftlichen Programms von jeher Sache des Vorsitzenden gewesen ist, also auf einer Art demokratischen Führerprinzips basiert. Dieses Unabhängig-sein-Wollen vom Staate ist zum Ausdruck gekommen schon bei der Gründung unserer Gesellschaft, als ein angebotener *Staatszuschuß* abgelehnt worden ist. Die deutschen Universitäten, in deren Kliniken damals die beste Chirurgie gemacht, die meisten ihrer Grundlagen erarbeitet wurden und der Nachwuchs herangebildet worden ist, sind immer gewesen ein Hort der Unabhängigkeit und freiester Forschung. Die *Humanitas* hat nicht nur in den westlichen Ländern eine Rolle gespielt, sondern ist auch in Deutschland eine der „tragenden Säulen" der Krankenbetreuung gewesen — auch schon, als es anfänglich nur der *Staat* war, der sich ihrer annahm. Die deutschen Universitätskliniken sind gewesen außerdem die Stätten, an denen das *Berufsethos* den jungen Ärzten eingeprägt wurde so eindringlich, daß die Ärzte keines anderen Volkes uns darin übertroffen haben dürften. Und wenn es später in den Jahren tyrannischer Diktatur vorübergehend anders geworden und zu Verfehlungen einzelner gekommen ist, so kann damit belastet werden weder der alte hochanständige Staat, noch auch das „System der Medizin", unter dem die deutsche Chirurgie ihre von aller Welt anerkannten Leistungen vollbracht hat. Nirgends in der Welt *ging* es früher und *geht* es heute wieder im ganzen Bereiche der Medizin anständiger und humaner zu als in Deutschland.

Was aber die deutschen chirurgischen Leistungen der damaligen Zeit betrifft, so können hier nur die wichtigsten von ihnen als Merksteine einer grundlegenden Entwicklung Erwähnung finden:

1. Die Weiterentwicklung der Listerschen Antisepsis nach 1870 sowie die Entwicklung der Asepsis durch SEMMELWEISS, NEUBER und VON BERGMANN mit seinem Assistenten SCHIMMELBUSCH.

2. Der Ausbau und die Neuschaffung einer Operationsmethodik mit einer förmlichen Flut neuer Eingriffe, besonders auch an den *inneren* Organen des Körpers, das blutleere Operieren an den Extremitäten nach v. ESMARCH.

3. Die Erfindung der Infiltrationsanästhesie durch LUDWIG SCHLEICH der Rückenmarksanästhesie durch AUGUST BIER sowie der Aufbau einer Leitungsanästhesie durch HEINRICH BRAUN.

4. Die Entdeckung der *Röntgen*strahlen und ihre Verwendung in der Medizin.

5. Die Neuschaffung einer Chirurgie der Brusthöhlenorgane durch SAUERBRUCH — man weiß nicht, wo man aufhören soll.

Das sog. „deutsche System der Medizin“ fand damals begeisterte Anhänger, besonders in der *neuen* Welt. Die Medizinschule der Johns-Hopkins-Universität in Baltimore ist durch ihren Schöpfer HALSTED 1893 aufgebaut und organisiert worden nach ausschließlich deutschen Mustern. Nach ihrer glänzenden Bewährung haben sie sich von hier aus ausgebreitet über das ganze große Land. Das sagen uns Amerikaner, die es wissen müssen. Hier liegen wohl auch mit die Wurzeln der erstaunlichen Kraft, mit der heute in den Staaten die wissenschaftliche Medizin so erfolgreich vorangetrieben wird — erfolgreich vor allem auch in der Chirurgie.

Klagen sind eingelaufen über die Art und Weise, in der *Krankenkassen und Behörden* einen Druck glauben ausüben zu dürfen und Ärzte im Hinblick auf die *Bekanntgabe des Inhaltes der Krankenblätter* oder sogar auf die *Herausgabe von Krankenblättern.* Es empfiehlt sich dringend, solche Zumutungen kategorisch abzulehnen unter dem Hinweis darauf, daß Krankenblätter *private Urkunden* sind, die von *Ärzten ausschließlich für Ärzte* angelegt werden, und auf deren Inhalt niemand ein Recht hat, außer dem Arzt selbst. Auskünfte über den Inhalt der Krankenblätter dürfen gegeben werden nur mit dem Einverständnis der betreffenden Kranken und unter strenger Wahrung des ärztlichen Berufsgeheimnisses. Es ist Sache des *Arztes* zu entscheiden, wann er glaubt, es preisgeben zu dürfen.

2. Abschlußbericht

Die ungeheure Ausweitung des Wissensgebietes auch der Chirurgie hat es schon seit vielen Jahren immer schwieriger werden lassen, die an Zahl und auch wohl an Länge immer mehr zunehmenden Vorträge einem noch tragbaren Programm einzuordnen. Von jeher ist mit Recht Klage geführt worden darüber, daß für die so wichtige Aussprache zu wenig Zeit zur Verfügung gestellt werde. Auch dieses Mal hat die übergroße Zahl der Anmeldungen eine strenge Auswahl notwendig gemacht. Die deshalb von mir in Aussicht genommene Beschränkung wurde aber zunichte gemacht dadurch, daß auch die *Anaesthesisten* mit ihrem Programm zu Worte kommen wollten. Sie hatten sich zusammengeschlossen zu der „Deutschen Gesellschaft für Anaesthesie“ mit einer gewissen Neigung, eigene Congresse abzuhalten, wie das im Auslande schon geschehen war. Da die „D. Ges. f. Chir.“ aber Interesse daran hatte, eine Absplitterung zu vermeiden, mußten Conzessionen gemacht werden. Sie haben bestanden darin, daß den Anaesthesisten ein ganzer Vormittag zur Verfügung gestellt wurde, auf dem sie ihr Programm abwickeln konnten unter dem Vorsitz des Chirurgen.

Diese zusätzliche Belastung des Arbeits-Pensums hat erstmalig in der Geschichte unserer Gesellschaft die Hinzunahme eines *fünften Tages notwendig* gemacht in der Weise, daß der Beginn des Congresses auf den Dienstag nach Ostern vorverlegt worden ist.

Bewährt hat sich die *Vorverlegung der Ausschuss-Sitzung* vom Dezember oder November auf den Oktober, um dem Vorsitzenden und den Referenten mehr Zeit zur Verfügung zu stellen für ihre Arbeit. —

Der *Eröffnungs-Ansprache* hatte ich als Hauptthema die *Geschichte der „D. Ges. f. Chir."* zugrunde gelegt, sowie deren Rolle bei der Entwicklung der modernen Chirurgie in der Absicht, die junge Generation mit Stolz zu erfüllen auf das Erbe ihrer Väter und Minderwertigkeitsgefühle zu beseitigen, die seit der Zeit des Zusammenbruches überall festgestellt werden konnten. „*Praktische Chirurgie*" sollte das Leitmotiv sein für das wissenschaftliche Programm, um mit ihm beizutragen dazu, die durch die hinter uns liegende Zeit entstandenen Lücken auszufüllen! Es hat sich aber gezeigt, daß wir in Deutschland schon das Wichtigste und Wesentliche wieder aufgeholt haben, und das Ausland uns nicht mehr viel vormachen kann. Wenn es auch längst nicht mehr möglich ist, auf unseren Congressen die aktuellen Probleme der gesamten Chirurgie abzuhandeln, so ist doch viel zur Zeit Wichtiges zur Sprache gebracht worden: In der *Chirurgie des Sympathicus* war es notwendig geworden, eine Klärung mancher Fragen herbeizuführen und „die Spreu vom Weizen zu sondern". Auf dem Gebiete der *Urologie* waren es die Polresektionen und die Nierenbecken-Plastiken, die praktische Bedeutung erlangt haben und referiert worden sind. Der zweite Tag war den Fracturen und Gelenken gewidmet mit Rücksicht auf die enorme Zunahme der Unfall-Verletzungen. Der drohenden Zerschlagung der deutschen Chirurgie durch die von Böhler geforderte und heftig propagierte Errichtung zahlreicher *Unfall-Krankenhäuser* (5—600 nur für Deutschland!) galt es zu begegnen; es war höchste Gefahr. Nach einem hierauf ausgerichteten sehr sachlich gehaltenen Vortrage K. H. Bauers ist eine Resolution gefaßt worden mit der Forderung, daß die D. Ges. f. Chir. gehört werden wolle in allen Fragen, die die Versorgung Unfall-Verletzter zum Gegenstand hätten. Diese Resolution hat ein weites Echo gefunden und Verhandlungen mit den Berufsgenossenschaften ausgelöst, durch welche die zweifellos drohende Gefahr beseitigt und ein volles Einvernehmen hergestellt werden konnte. Das Fracturen-Haupt-Thema, die *Unterschenkelbrüche*, ist erstmalig statt durch nur *einen* Referenten, von deren *drei* behandelt worden, von denen jeder nur einen Abschnitt seinem Referat zugrunde legen durfte (kniegnaher, Schaft-, und fußnaher Teil). Diese Gliederung hat sich als nützlich erwiesen, gute Ergebnisse gehabt und ist von den Hörern begrüßt worden.

Hier sei eingeschaltet, daß noch eine andere Neueinrichtung sich bewährt hat, nämlich die, den wichtigsten Hauptreferaten einen einleitenden Vortrag von 15—20 Min. Dauer vorausgehen zu lassen, in dem Allgemeines und Grundsätzliches zur Sprache gebracht wurde zur Unterbauung des Hauptvortrages. Das hatte zur Folge, daß der Hauptreferent sich auf sein eigentliches Thema beschränken konnte und das Thema weniger ermüdete.

Das ist auch der Fall gewesen bei der *Thorax-Chirurgie*, dessen wesentlicher Bestandteil die „Chirurgie der Speiseröhre" gebildet hat, und so hat auch die *Bauch-Chirurgie* begonnen mit einem Vortrage über „Grundlagen der modernen Dickdarm-Chirurgie", dem das eigentliche Hauptthema gefolgt ist.

Eine Neuerung hat es auch bedeutet, daß der *Lichtbilder*-„Abend" in einen Lichtbilder-„Nachmittag" verwandelt worden ist, um den Hörern nach dem anstrengenden Tage wenigstens den Abend frei zu halten für die Erholung.

Am Samstage, dem 5. Congress-Tage, sind die *Anaesthesisten* zu Wort gekommen mit einem interessanten und umfangreichen Programm, das nur dadurch vollständig abgewickelt werden konnte, daß schon am Vortage eine *Parallel-Sitzung* in einem Nebenraume abgehalten wurde mit solchen Vorträgen, welche die Chirurgen weniger interessierten. Gegenstand größerer Referate waren die künstliche Blutdruck-Senkung, der „Winterschlaf" und die bronchoskopische Technik.

Die Akustik des so repräsentativen Congress-Saales im Deutschen Museum, die zu ernsten Beanstandungen Anlass gegeben hatte, liess auch dieses Mal zu wünschen übrig. Obwohl viel geschehen war, die Lautsprecher-Anlage zu verbessern, ist es nicht gelungen, die Mängel (Über-Akustik) zu beseitigen ...

Aachen, Dezember 1953

Eduard Borchers

71. TAGUNG (1954) IN MÜNCHEN

Vorsitzender OTTO GOETZE *(Erlangen)*

1. *Aus der Eröffnungsansprache**

Lassen Sie mich noch eines Mannes gedenken, der vor kurzer Zeit 80 Jahre alt geworden wäre und den ich mit Stolz und Dankbarkeit meinen Lehrer nennen durfte. Es ist VIKTOR SCHMIEDEN.

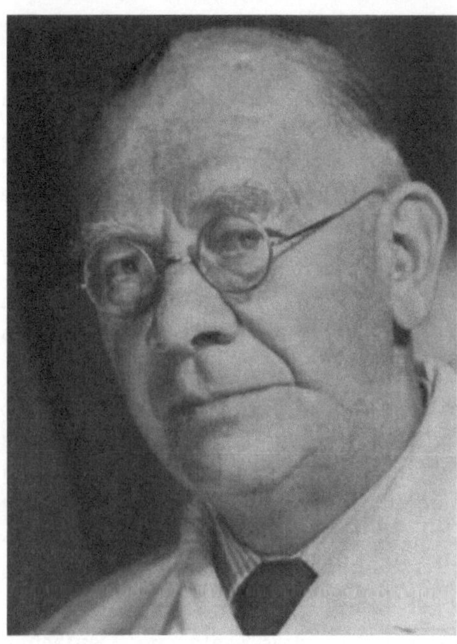

Abb. 30. OTTO GOETZE

Die große manuelle Geschicklichkeit, die VIKTOR SCHMIEDEN angeboren war, wurde dadurch gefördert, daß der Vater seinen Sohn das Buchbinderhandwerk erlernen ließ. Diese seine mit äußerster Sorgfalt geparte Geschicklichkeit stempelten ihn sein Leben lang zu einem Operationskünstler ersten Ranges.

Als Chirurg war SCHMIEDEN Assistent bei v. BERGMANN, SCHEDE und AUGUST BIER. 1907 nahm ihn BIER mit nach Berlin, wo er 10 Jahre bei ihm war. — Es waren, wie SCHMIEDEN selbst in seinem späteren Lebenslauf schreibt, Jahre der Entscheidung. 1913 wurde SCHMIEDEN in seinem 39. Lebensjahr als Ordinarius für Chirurgie nach Halle a. d. S. berufen.

Während des 1. Weltkrieges, wo er an der französischen Westfront beratender Chirurg des 4. Armeekorps war und später auch in dieser Eigenschaft die Balkanländer kennenlernte, war er mit nie erlahmendem Fleiß tätig und schuf die Grundlagen für seine Lehrbücher der Kriegschirurgie, die alsbald zum treuen Begleiter vieler Kriegschirurgen wurden. Einen Ruf nach Würzburg als Nachfolger ENDERLENs lehnte er ab, folgte aber einem solchen im Herbst 1919 nach Frankfurt a. M., wo er die Nachfolge von LUDWIG REHN antrat.

Mit dieser herrlichen Stadt der aufstrebenden Universität verwuchs SCHMIEDEN als überzeugter Bürger. Er wurde Prorektor der Universität

* Langenbecks Arch. u. Dtsch. Z. Chir. **279**, 3 (1954).

Frankfurt, und im Jahre 1931 Vorsitzender der Deutschen Gesellschaft für Chirurgie. SCHMIEDEN war dadurch ein so außerordentlich überzeugender Lehrmeister, daß er bei aller straffen Organisation der Klinik und bei seiner mustergültigen Pünktlichkeit selten ein grobes Wort verlor, sondern alles, was er erreichte, durch sein eigenes Beispiel vorlebte. Er zeigte uns am besten, wie er die Wirkung seiner großen Arztpersönlichkeit bei seinen Kranken erzielte, wenn er in seiner ruhigen Sprache ihnen gegenübertrat und mit wenigen Worten und durch ein kluges Auge das Gefühl bei ihnen erzeugte: hier steht ein wirklicher Arzt, hier kommt mein Retter.

SCHMIEDEN war in erster Linie Bauchchirurg in der Überzeugung, daß in der Bauchchirurgie die häufigsten und verantwortungsvollsten Operationen für den praktischen Chirurgen liegen.

Er war einer der ersten Kriegschirurgen, die für die frühzeitige Operation der Bauchschüsse im Felde eintraten. Er erzielte selbst hervorragende Erfolge und hielt das Hauptreferat auf der Brüsseler Chirurgentagung 1915. Von anderen operativen Gebieten nenne ich noch seine bekannten schönen Arbeiten über das Panzerherz und über den Suboccipitalstich.

Besonders bekannt wurde er durch sein erstmalig 1910 erschienenes Lehrbuch des chirurgischen Operationskurses. Dieses Buch mit seinen schönen Abbildungen, seiner Knappheit und Klarheit, das in vielen Auflagen erschienen ist, darf als ein vorbildliches Lehrbuch für Studenten bezeichnet werden und ist ein gutes Nachschlagewerk für schnelle Eingriffe, besonders für den Kriegschirurgen. Später gab er zusammen mit AUGUST BORCHARD eine eigene Kriegschirurgie heraus, die ebenfalls fast jeden Chirurgen im Feld begleitete. Er krönte seine von ihm herausgegebene Lehrbuchreihe durch die Neuherausgabe der Operationslehre von BIER, BRAUN und KÜMMELL, zusammen mit SAUERBRUCH.

Was wir am meisten an SCHMIEDEN zu bewundern haben, ist nicht die Tatsache, daß er gute und neue Operationen gefunden und ausgebaut hat und auch nicht, welche äußeren Ehren ihm zuteil wurden. Wir müssen an ihm besonders seine Zivilcourage, seine persönliche Tapferkeit bewundern.

In hohem Alter ließ er sich, genau so wie er es immer gelehrt hatte, ein akutes Gallenblasenempyem operieren, und zwar gegen besten ärztlichen Rat. Es ging alles gut, und es blieb natürlich eine Schleimfistel zurück. Mit dieser hätte er steinalt werden können. Aber gemäß seiner allgemeinen Pflichteinstellung, genau für seine Person das zu machen, was er seinen Patienten empfahl, ließ er sich nachträglich auch noch die 2. Operation, die Ektomie der Gallenblase, machen. In dieser Tatsache und diesem seinem Entschluß wird jeder erfahrene Arzt die

Krönung seiner ärztlichen Indikation erblicken, die man nur als beispielgebende Tapferkeit bezeichnen kann.

Nur eine Sache ist grundsätzlich neu: Wir wollen durch die Initiative des Vorsitzenden der Deutschen Gesellschaft für Innere Medizin, H. H. Berg-Hamburg, einen ersten Versuch machen, einen 5. Tag hinzuzufügen, um gemeinsam mit den Internisten zu tagen. Für den Vormittag sind die „akut bedrohlichen Erkrankungen der Bauchhöhle" als Thema vorgesehen, um auf diesem die Chirurgen und Internisten gleichermaßen interessierenden Gebiet eine gegenseitige Angleichung zu bringen. Ich sagte Ihnen vorhin schon, daß die Erkrankungen der Bauchhöhle aus praktischen Gründen immer noch eine ganz große Bedeutung haben. Der Nachmittag bringt ein zweites Thema, das für die zukünftige Entwicklung der gesamten Medizin von allergrößter Bedeutung ist: Die potenzierte Narkose und die kontrollierte Hypothermie.

2. Rede des Bayerischen Ministerpräsidenten Dr. Hans Ehard *auf der 71. Tagung (1954)*

Der Grundgedanke, in diesem Heft nur Chirurgen über ihren Chirurgenkongreß sprechen zu lassen, soll an dieser Stelle einmal durchbrochen werden. Auf der 71. Tagung hat Herr Ministerpräsident Dr. jur. H. Ehard bedeutsame Ausführungen zu dem alle Ärzte bewegenden Problem einseitig sensationeller Presseberichte gemacht. Da sie nach wie vor aktuell sind, sollen seine Ausführungen auch hier wiederholt werden.

Ministerpräsident Dr. jur. Hans Ehard: Herr Präsident! Meine sehr verehrten Damen und Herren!

Ihr Kongreß eröffnet eine stolze Reihe wissenschaftlicher Veranstaltungen und Tagungen in der bayerischen Landeshauptstadt. Unter den Kongressen Münchens nehmen die Zusammenkünfte der Organisationen der medizinischen Disziplinen einen besonderen Platz ein. Auf ihren Arbeitstagungen werden die Fortschritte der medizinischen Forschung bekannt gemacht und diskutiert. Sie haben auch die durch die Zwangspause des Krieges verursachten Mängel des Gedankenaustausches über den Stand der Forschung innerhalb Deutschlands und mit dem Ausland behoben.

Sie lenken gleichzeitig das Interesse der Öffentlichkeit auf Fragen des ärztlichen Standes und der ärztlichen Behandlungsmethode. Die Weckung dieser Aufmerksamkeit ist notwendig angesichts der vielfältigen Gefahren, die dem Menschen in der feindlichen Umwelt der Technik drohen. Die Weckung dieses Interesses ist aber auch notwendig, weil hurtige Federn Tag für Tag sich mühen, medizinische Probleme auf ihre Weise und von ihrem Standpunkt zu behandeln.

Die staatlichen Bemühungen für den ärztlichen Stand bleiben ohne Erfolg, solange Kräfte am Werk sind, die bewußt oder unbewußt versuchen, das Band des Vertrauens zwischen Patient und Arzt, zwischen Volk und ärztlichem Berufsstand zu lockern und zu erschüttern. Publizisten glaubten sich in letzter Zeit veranlaßt, die Frage zu stellen, ob man den „Ärzten noch Vertrauen schenken" dürfe. Bereits ihre Fragestellung zeigt, welchen Mißverständnissen das Verhältnis zwischen Patient und Arzt ausgesetzt ist. Diese Fragestellung ist durch Umstände und Tatsachen nicht ausreichend begründet, die von Ihnen zugegeben und bedauert werden. Die Berichterstattung ist heute bereit, tief beklagenswerte Ereignisse bei einzelnen Operationen in sensationeller Form aufzugreifen und bekanntzumachen, wobei dem Leser der Eindruck nahegebracht wird, solche Vorkommnisse seien die tägliche Regel.

Operateure, die unter Mißachtung der ärztlichen Pflicht das ihnen anvertraute Leben in Gefahr bringen, sind glücklicherweise in der Minderzahl. Weil aber von ihnen berichtet, von der Mehrzahl aber geschwiegen wird, entsteht in der Öffentlichkeit ein Zerrbild des Chirurgen. Der Leser solcher Berichte ist entweder bereits Patient gewesen oder kann es in einigen Tagen bereits sein. Seine Begegnung mit dem Arzt, vornehmlich mit dem Chirurgen, ist — nach der Lektüre solcher Berichte — belastet mit Voreingenommenheit, mit Zweifel, ja sogar mit Furcht. Diese Haltung erschwert die Begegnung zwischen Patient und Arzt. Sie erschwert aber auch die Heilung des Leidens, dessentwegen der Kranke sich dem Arzte anvertraut. Die dabei entstandenen psychologischen Schädigungen des Patienten sind nicht zu spezifizieren. Schuld daran trägt der Umstand, daß die Berichterstattung in einer Weise verallgemeinert, daß der Leser nicht mehr in der Lage ist, die Zahl verantwortungsbewußt vorbereiteter und durchgeführter Operationen neben der geringen Zahl von Operationen, bei deren Vorbereitung und Durchführung Mängel aufgetreten sind, zu unterscheiden.

Die Wirklichkeit sieht aber anders aus, daß Tag für Tag Leben und Arbeitskraft Tausender von Menschen durch Geschick und Verantwortungsbewußtsein der Chirurgen gerettet werden. Von dieser in der Stille geleisteten täglichen Arbeit spricht sehr selten ein Bericht, obwohl gerade diese Leistung ärztlicher Pflichterfüllung und ärztlichen Könnens eine echte menschliche Sensation ist. Sie rechtfertigt in vollem Umfange das Vertrauen unseres Volkes zu seinen Ärzten. Bedauernswerte Einzelvorkommnisse sind keine ausreichende Begründung dafür, um das Vertrauen in die Gesamtheit der Ärzte zu erschüttern. Die Leistungen *Ihrer* Disziplin in Vergangenheit und Gegenwart sind groß und eindrucksvoll. Sie haben Hunderttausenden von Soldaten auf den Schlachtfeldern und in den Lazaretten das Leben gerettet. Sie haben Frauen, Kindern und Greisen in den Bombennächten unserer Großstädte unermüdlich Hilfe gebracht. Sie haben auch ihr Berufsethos in einer Zeit bewahrt, in der oft allgemeine Pflichten des Arztes vergessen wurden. Es besteht deshalb keine Veranlassung, das große uneingeschränkte Vertrauen des Patienten dem Arzt gegenüber auszuschalten oder zu beeinflussen. Wer es trotzdem unternimmt, greift leichtfertig und fahrlässig den ärztlichen Stand an und zerstört im Patienten wertvolle Voraussetzungen für dessen Gesundung.

Ich bin überzeugt, daß der weitaus größere Teil unseres Volkes sich nicht beirren läßt in seinem Vertrauen gegenüber den Ärzten. Ich bin auch überzeugt, daß Sie, meine Damen und Herren, es an Opferbereitschaft für den kranken Menschen auch in Zukunft nicht fehlen lassen. Wenn der Öffentlichkeit Pflichten Ihrem Stand gegenüber erwachsen sind, sind es Pflichten der Dankbarkeit und der Hilfe.

3. Abschlußbericht des Vorsitzenden O. GOETZE

Die 71. Tagung unserer Gesellschaft fand wiederum in der Woche nach Ostern im Deutschen Museum in München statt. Sie stand im Andenken meines verehrten Lehrers VIKTOR SCHMIEDEN, der am 19. Januar 1954 80 Jahre alt geworden wäre und dem am Ende seines Lebens die tausendfach verdiente Anerkennung nicht zuteil geworden ist. Dass bei der Eröffnung Frau WANDA SCHMIEDEN mit Sohn, Tochter und dem ältesten Enkelsohn teilnehmen konnte, war mir die größte Freude.

Schon bald nach der ersten Ausschußsitzung am 10. Oktober 53 in Erlangen, bei welcher alle Vorschläge freundlich aufgenommen waren, standen die Vorbereitungen zum Kongreß unter einem grauen Vorzeichen, denn drei unserer Hauptreferenten, LEZIUS, WEESE und HOLLENBACH, wurden durch einen plötzlichen Tod aus ihrer Arbeit gerissen. Dazu kam meine eigene Erkrankung wenige Wochen vor Beginn, die mich bis auf den heutigen Tag noch sehr hemmt und zuguterletzt noch am Ostermontag eine recht deplazierte, um so schmerzhaftere Handgelenksverletzung.

Deshalb bin ich unendlich dankbar für alle Hilfe, die schliesslich und endlich den Kongress erst möglich werden liess. Allen voran gilt dies meinem Freund BORCHERS, der in selbstloser Weise überall für mich einsprang für die bis ins Kleinste getroffenen Vorbereitungen und Hilfeleistungen an Ort und Stelle bei aller eigenen Überlastung, allen Mitarbeitern in Berlin, München und Erlangen und allen Referenten und Rednern, die jedes aufgeworfene Thema freudig aufgriffen und entfalteten, mit einer Unmenge von Vortragsanmeldungen beantworteten, so dass schliesslich weit über 100 abgelehnt werden mussten, die mir aber auch mit anerkennenswerter Disziplin die reibungslose Abwicklung des Programms sehr erleichterten. Erfreulich war dabei auch festzustellen, wie eifrig die jüngere Generation sich beteiligte, und dass wieder zahlreiche Wissenschaftler aus dem Ausland anwesend waren u. sprachen.

Bei der 2. Ausschußsitzung am 20. April war der erstmalig ausgeschriebene *Langenbeckpreis* nach Prüfung von 7 eingereichten Arbeiten Herrn GRUNDMANN aus Tübingen für seine „Experimentellen Untersuchungen zur Pathogenese der Osteomyelitis" in Höhe von 2000 und Herrn LÜDEKE aus München für seine Arbeit „Bronchialcarcinom und Obstruktionspneumonitis" in Höhe von 1000 DM zuerkannt worden. Anschliessend daran lud uns, wie jedes Jahr, Oberbürgermeister Wimmer in den Ratskeller ein.

Der erste Vormittag war in der Hauptsache der *Verwendung konservierten Knochenmaterials* gewidmet. Herr GOHRBANDT und Herr BÜRKLE DE LA CAMP hielten die ausgezeichneten Referate und eine reichhaltige Diskussion schloss sich an. Der Nachmittag hatte das *Mamma-Ca* als Hauptthema, von Herrn WANKE behandelt mit dem radiologischen Correferat von Herrn KOHLER. Am zweiten Tag sprach Herr GULEKE umfassend über die Klippen der chirurgischen *Begutachtung* und Herr BAUER behandelte das wachsende Problem der *Verkehrsunfälle* aufs Eindringlichste, so daß man nur hoffen möchte, auf Grund seiner Ergebnisse bald eine Besserung zu sehen. Auch hieran schloss sich eine lange Reihe einschlägiger Vorträge. Der Nachmittag brachte interessanteste *Filmvorführungen*. Der Festabend im Bayerischen Hof verlief recht lebhaft. Es war meiner Frau gelungen, in einem Séparé Familie SCHMIEDEN und einige Damen zu versammeln, wie 1934 im Esplanade, um auch den Ansprachen beim Festessen der Herren folgen zu können und nach dem offiziellen Teil sich den Chirurgen zuzugesellen.

Damit hatte ich Glück, dass ich selber mein eigenes Forschungsgebiet, das *Rectum-Ca*, wählen konnte, denn es war schon 20 Jahre nicht mehr vor diesem Forum als Hauptthema vorgenommen worden, und zwar teilten sich FISCHER-Kiel, STELZNER-Erlangen für Herrn HOLLENBACH und Herrn FINSTERER-Wien in die riesige Aufgabe. *Gehirnchirurgie* und eine Nachlese kleinerer aktueller Themen folgten am Nachmittag. Der Samstag brachte wie schon 2mal bewährt neben der Hauptsitzung, die mit 5 Hauptvorträgen die *Herzchirurgie*, insbesondere die Feindiagnostik erschöpfte (FORSSMANN, der einst an sich selbst die erste *Herzkatheterung* vorgenommen hatte, MEESEN, GROSSE-BROCKHOFF, BEYER und DERRA), in einer Sondersitzung der Deutschen, Österreichischen und Schweizerischen Anaesthesiologen unter dem Vorsitz von Herrn BOVAY-Lausanne vor Allem die ausführliche Besprechung der *Anaesthesie bei neurochirurgischen Eingriffen*, wobei Herr HUNTER aus Manchester den einleitenden Vortrag hielt. Der Nachmittag fand die Anaesthesiologen vereint mit unserer Gesellschaft unter dem Vorsitz des Herrn BARK. Die *Narkosetiefebestimmung* und die Frage: *Lungenfunktion und Narkose* standen zur Debatte.

Erstmalig seit Bestehen unserer beiden Gesellschaften haben wir dann am Sonntag, dem 25. April die *Deutschen Internisten und Chirurgen* zu einer *gemeinsamen Sitzung* über gemeinsame Probleme vereint, was wegen des ohnehin zeitlich direkt anschliessenden Kongresses der Deutschen Gesellschaft für Innere Medizin geradezu verlockend war. Das Programm für diesen Tag hatte ich mir mit H. H. BERG, dem Vorsitzenden der Internisten und Herrn KAUFMANN, ihrem Schriftfhürer, schon gleich nach dem vorigen Kongress zu überlegen begonnen und es gab Schwierigkeiten und Arbeit genug, bis dieser hübsche Gedanke verwirklicht werden konnte.

Die Internisten kamen uns von Wiesbaden bis zur Theresienhöhe in München entgegen, wohin auch wir für diesen Tag in den grossen Kongresssaal umzogen, da das Deutsche Museum unmöglich alle hätte aufnehmen können, reicht es ja knapp für die Chirurgen allein. (Zuvor hatte es viele Verhandlungen und persönliche Raumbesichtigungen in München gegeben, weil ursprünglich die Chirurgen so ihren ganzen Kongress in dem grossen Ausstellungspark der Theresienhöhe hätten abhalten sollen.) Die Konservative siegte noch einmal: Für den Normalkongress blieben wir dem Deutschen Museum treu.

Ich glaube, dass die angeschlagenen Themen des gemeinsamen Tages: Vormittags das *akute Abdomen* und nachmittags die *potenzierte Narkose* und *kontrollierte Hypothermie* grossen Anklang bei beiden Disziplinen fanden. Die Hauptreferate der Vormittagssitzung, in welcher Herr BERG den Vorsitz führte, hatten Herr ZENKER (für LEZIUS) und JUNGHANNS sowie von seiten der Internisten die Herren HENNING, BOLLER, PREVOT und FRIMANN-DAHL-Oslo übernommen. In der Nachmittagssitzung, die ich leitete, referierten die Herren REHN-Freiburg, LABORIT und JUVENELLE-Paris, WEGELIUS, LIND und SARAFAS-Stockholm, WIRTH-Wuppertal (für WEESE), FLÜGEL-Erlangen und ZÜRN-München.

Wenn auch die recht anstrengenden Kongressvorbereitungen ausserordentlich viel Arbeit und Nervenkraft kosteten, so bin ich doch reich beschenkt durch die sehr rege Beteiligung bei unserer Tagung, durch die frischen Diskussionen, besonders auch auf meinem Spezialgebiet, dem Rectumcarcinom.

Ich wünsche meinem Nachfolger Herrn BÜRKLE DE LA CAMP alles Gute für seinen Kongress!

Erlangen, im Januar 1955

Otto Goetze

72. TAGUNG (1955) IN MÜNCHEN

Vorsitzender HEINZ BÜRKLE DE LA CAMP *(Bochum)*

*1. Aus der Eröffnungsrede**

Meine Damen, meine Herren, bitte erlauben Sie mir nun, daß ich zur *Unfallchirurgie in Deutschland* einmal meine eigene Meinung sage. Es ist von dieser Stelle aus mehrfach zu diesem Thema Stellung genommen worden.

Ich bin ja nun mitten im Ruhrgebiet am ältesten Unfallkrankenhaus, den 1892 erbauten Berufsgenossenschaftlichen Krankenanstalten „Bergmannsheil" in Bochum, die ich hier nur als Beispiel herausstellen will, tätig und habe dort in mehr als 21 Jahren einen guten Überblick über Aufgaben, Sinn und Zweck einer solchen Anstalt gewonnen. Als ich 1933 die Nachfolge von G. MAGNUS antrat, gestand mir die Bergbau-Berufsgenossenschaft in guter Einsicht das Recht zu, von den vorhandenen 400 chirurgischen Betten $^1/_4$ mit *Kranken* nach eigener Auswahl zu belegen, da ich den Standpunkt vertrat, daß in einem Krankenhaus, in dem die Verletzten des Bergbaus nicht nur mit Wunden und Knochenbrüchen, sondern mit vielfachen Unfallschäden des ganzen Körpers, darunter vielen inneren Verletzungen der Körperhöhlen und ihrer Organe, eingeliefert werden, die *gesamte Allgemeinchirurgie* betrieben werden muß.

Nur wer die Chirurgie der Bauchhöhle bei Krankheiten ausführt, wird auch bei der *Verletzung* des Magen-Darmkanals, der Milz, des Pankreas, der Leber nicht nur den richtigen chirurgischen Weg beschreiten, sondern — was mindestens ebenso wichtig ist — die richtige Diagnose stellen und den geeigneten Zeitpunkt zum Eingriff erkennen.

Nur der Chirurg, der intrathorakale Eingriffe bei Krankheiten ausführt, wird auch bei der Lungenberstung, bei der Sprengschußverletzung des Brustkorbs und bei der Herzverletzung mit seinen geschulten Mitarbeitern unter den notwendigen Voraussetzungen und mit den richtigen Hilfsmitteln die Organ- oder Gefäßverletzung im Brustkorbinnern erkennen und versorgen können. Und ebenso ist es bei den zahlreichen offenen Schädelverletzungen.

Das traumatische Aneurysma kann nur derjenige beseitigen, der die dazu erforderliche chirurgische Ausbildung und Erfahrung in Gefäßoperationen hat.

Wir nehmen z. B. bewußt Abstand von der Behandlung der Hirntumoren, die wir dem Neurochirurgen aus den gleichen eben genannten Gründen überlassen, da er ja in diesem Sonderfach Meister ist.

Und auch die angeborenen und erworbenen Herzfehler, die Pulmonalstenose, den offenen Ductus Botalli geben wir dorthin, wo besondere

* Langenbecks Arch. u. Dtsch. Z. Chir. **282**, 3 (1955).

Könner mit ihrer Ausbildung und Ausrüstung diese Operationen bis ins feinste beherrschen.

Dagegen müssen wir unter anderem festhalten an der *urologischen Chirurgie*, um auch die vielen Verletzungen der Harnorgane und Harnwege erkennen, beurteilen und behandeln zu können, die uns mit gleichzeitig bestehenden Becken- oder Wirbelsäulenbrüchen zugeführt werden.

Der *schwere Unfall* betrifft ja den ganzen Menschen, nur der leichte beschädigt allein einen Körperabschnitt.

Und wenn ich nicht meine Assistenten auf dem gesamten Gebiete der Chirurgie zufriedenstellend ausbilden kann, dann fehlt mir auch der Mitarbeiterstab, auf den ich angewiesen bin, um solche Verletzungen mit voller Verantwortlichkeit zu behandeln.

Und auch so ist es möglich, einen schädlichen Wechsel der Assistenten zu vermeiden, die ja Fachärzte für Chirurgie werden wollen und müssen und die zur Unfallbegutachtung eine jahrelange Erfahrung benötigen.

Aber nicht nur der Versorgung der frischen Verletzungen gilt unsere Arbeit. Die *Wiederertüchtigung*, die *Beseitigung von Unfallfolgen* und damit die *wiederherstellenden Operationen* zählen auch zu unseren Aufgaben.

Hier bestehen zwar Überschneidungen mit dem Tochterfach Orthopädie, die in der Behandlung der *frischen* Verletzungen nicht vorkommen, oder besser gesagt, nicht vorkommen sollten. Diese Überschneidungen sind aber nicht geeignet, das gute Einvernehmen mit den Orthopäden zu trüben. Ich sehe darin sogar ein sehr erfreuliches Nebeneinanderarbeiten, das beiden Fächern zum Vorteil gelangt.

Und schließlich ist ja mein Lehrer ERICH LEXER der Vater der Wiederherstellungschirurgie.

So, meine Damen und Herren, sehe ich die Aufgabe des Unfallkrankenhauses in Deutschland.

Es besteht, wie ich weiß, keineswegs der Plan, Unfallkrankenhäuser in noch größerer Zahl zu errichten oder gar ein Netz solcher Anstalten über unserem Lande auszubreiten.

Etwas ganz anderes sind die *Unfallabteilungen* am allgemein-chirurgischen Krankenhaus. Eine solche Einrichtung kann sehr sinnvoll sein, denn sie würde sich auf die Behandlung von Wunden, Frakturen und Gelenkverletzungen beschränken, während die Höhlenverletzungen, die Verletzungen der Harnorgane, der Kopfnebenhöhlen, der Augen, der Ohren am *gleichen* Krankenhaus vom Allgemeinchirurgen oder von einem anderen Facharzt behandelt würden.

Die Möglichkeit der *Selbständigkeit* des Leiters einer solchen Unfallabteilung hängt weniger von der Bettenzahl als von den zur Verfügung stehenden Hilfskräften ab.

Das *Unfallkrankenhaus* in Deutschland wäre also, wie das bei uns im Ruhrgebiet der Fall ist, ein die gesamte Allgemeinchirurgie betreibendes

Haus, bei dem aber die Unfallchirurgie im Vordergrunde steht, denn dieses Krankenhaus ist ja für *alle* Arten von Unfallverletzungen auf sich selbst angewiesen. Die *Unfallabteilung* dagegen wäre eine Station zur Behandlung von Wunden, Frakturen und Gelenkverletzungen, die die Höhlen- und Organverletzungen dem Allgemeinchirurgen des Krankenhauses, dem sie angeschlossen ist, weiterleitet.

Den *Facharzt für Unfallchirurgie* brauchen wir meines Erachtens in Deutschland nicht. Man sollte nicht versuchen, am Stamme der Chirurgie erneut die Säge anzulegen, um etwas abzutrennen. Die Unfallchirurgie ist die Wurzel der Chirurgie. Denn aus der Behandlung von Wunden und Verletzungen hat sich unser Fach bis zur heutigen Höhe entwickelt. Kein Gärtner aber wird einem Baum, der Früchte tragen soll, die Wurzel abtrennen.

2. *Abschlußbericht*

Ich darf das 3. Buch der „Vertraulichen Mitteilungen für den ersten Vorsitzenden der Deutschen Gesellschaft für Chirurgie, besonders für den Fall, daß derselbe nicht in Berlin ansässig sein sollte" — so lautet die Inschrift im 1. Buch, geschrieben 1887 von RICHARD VON VOLKMANN — beginnen. Ich tue das in ehrfurchtsvollem und dankbarem Gedenken an alle die Männer, die als Vorsitzende in den beiden vorangegangenen Büchern sich verewigt haben. In besonderer Dankbarkeit gedenke ich meines großen Meisters ERICH LEXER, der 1923 und 1936 den Vorsitz führte. Dankbarkeit erfüllt mich auch gegenüber allen, die mich mit so großer Stimmenzahl gewählt und mich bei den Vorbereitungen und der Durchführung des Kongreßes unterstützt haben.

Am 9. Oktober 1954 versammelte sich der Ausschuß im Lesezimmer der Bücherei der Chirurgischen Klinik „Bergmannsheil" in Bochum. Die ausgewählten Hauptthemen wurden gutgeheißen, alle übrigen Punkte der Sitzung konnten glatt abgewickelt werden. ...

Die 72. Tagung fand wieder in München statt, wieder in der traditionellen Woche nach Ostern, vom 13. bis 16. April 1955. München, die Stadt, in der ich bei ERICH LEXER Oberarzt war, bevor ich Chefarzt am „Bergmannsheil" wurde, birgt für mich die Erinnerung an meine Habilitation und an meine Ernennung zum a. o. Universitätsprofessor. Nach der Ausschußsitzung am 12. 4. 55 waren die Ausschußmitglieder und zahlreiche Gäste zum Begrüßungsmittagessen eingeladen von Oberbürgermeister Wimmer in den Ratskeller.

In meiner Eröffnungsansprache mußte ich der im verflossenen Jahr verstorbenen 5 Mitglieder gedenken, besonders der beiden Ehrenmitglieder W. ANSCHÜTZ und FR. VOELCKER. Ich nahm dann noch das Wort zur Erinnerung an die 100. Wiederkehr des Geburtstages von

W. Müller und beleuchtete die Lage der Unfallchirurgie in Deutschland.

H. Fuss, Duisburg-Hamborn, hielt den ersten Hauptvortrag über „Möglichkeiten und Grenzen der Wundprophylaxe", warnte vor übertriebener Hoffnung auf antibiotische und bakteriostatische Mittel und blieb bei der Empfehlung der genauen operativen Wundbehandlung.

E. Gohrbandt, Berlin, behandelte mit einigen seiner Mitarbeiter „Die Bedeutung des zugrundegehenden Eiweißes (körpereigenen) für die Chirurgie".

„Die Behandlung der Verbrennungskrankheit" besprach G. Hegemann, Marburg.

Ein Filmabend mit ausgezeichneten Filmen beschloß den ersten Tag.

Mit gewohnter Gewandtheit sprach K. H. Bauer, Heidelberg, über „Die Wandlungen der Anaesthesie vom Standpunkt des Operateurs".

G. Küntscher, Schleswig, berichtete über „15 Jahre Marknagel". Ihm schloß sich der Hauptvortrag von C. Reimers, Wuppertal-Elberfeld, „Die Behandlung der Frakturen des oberen Femurdrittels" an.

Das schon bekannte Düsseldorfer Triumvirat löste die Aufgabe, über die Verletzungen des Herzens zu sprechen, und zwar der Pathologe H. Meesen über „Pathologisch-anatomische Befunde bei Herztrauma", der Internist F. Grosse-Brockhoff über „Traumatologie des Herzens und seiner großen Gefäße" und schließlich über das gleiche Thema noch der Chirurg E. Derra.

„Die Chirurgie des Zwerchfells" stellte F. Spath, Graz, dar.

In einer Sondersitzung unter der Leitung von E. Borchers wurde die Angiographie abgehandelt mit den Hauptvorträgen von

W. Tönnis, Köln, „Artdiagnose der Großhirngeschwülste durch Serienangiographie",

H. Vieten, Düsseldorf, „Angiographische Funktionsdiagnostik im Bereich des Thorax",

K. E. Loose, Itzehoe, „Abdominelle und retroabdominelle Angiographie" und

R. Fontaine, Straßburg, „Angiographie der Gliedmaßen". Diese Sondersitzung fand sehr großen Beifall. Von überragender Erfahrung war der Hauptvortrag von A. Brunner, Zürich, durchdrungen: „Die Resektionsbehandlung der Bronchiektasien." „Probleme der Pankreaschirurgie" erörterte K. Vossschulte, Gießen.

In einer weiteren Sondersitzung, die unter der Leitung von E. Rehn stand, wurde die plastische, ästhetische und Wiederherstellungschirurgie abgehandelt, von H. v. Seemen eingeleitet mit „Wege und Grenzen der plastischen und Wiederherstellungschirurgie". Auch diese Sondersitzung fand begeisterte Aufnahme.

Zur Chirurgie der großen Körpervenen sprachen: H. KALK, Kassel, (Internist) „Über den Hochdruck der Pfortader und die Indikation zu seiner chirurgischen Behandlung", ferner R. WANKE, Kiel, „Die Chirurgie der Pfortader, der unteren Hohlvene und der Beckenvenen" und H. JUNGE, Kiel, „Die Chirurgie der oberen Hohlvene und der Schlüsselbeinachselvenen".

Starke Beteiligung fand das Thema „Chirurgie der Gallenwege" mit den Hauptvorträgen: H. BAUR, München (Internist), „Neuere Fragen der Diagnose, Antibiose und Milieuentgleisung bei chirurgischen Gallenwegerkrankungen",

W. BLOCK, Berlin, „Mißerfolge und Beschwerden nach Gallensteinoperationen im Blickwinkel der Pathophysiologie", und

A. W. FISCHER, Kiel, „Choledochus- und Hepaticusstein".

Den letzten Hauptvortrag hielt der Urologe F. MAY, München, „Die Chirurgie der Harnröhre".

Zu allen Hauptvorträgen waren zahlreiche kürzere Vorträge angemeldet, die zum Teil „in Bereitschaft" gestellt wurden, um Zeit für die Aussprache zu gewinnen. Alle gemeldeten Aussprecheredner konnten zu Wort kommen. Die Tagung war zwar angefüllt mit Vorträgen, und viele Gebiete der Chirurgie wurden besprochen, aber die Zeiten der einzelnen Sitzungen wurden nicht überschritten. Manchem älteren Teilnehmer mag der Kongreß zu anstrengend gewesen sein, — aber schließlich ist eine Tagung der Arbeit gewidmet. Erfreulicherweise kamen sehr viele junge Forscher zu Wort und Wiederholungen konnten vermieden werden. Die unerwartet vielen Zuschriften, die ich nach der Tagung erhalten durfte, — es waren über hundert — gaben mir die Gewißheit, daß die Mehrzahl der Kongreßteilnehmer mit der Vielzahl der Themen und der Abwechslung zufrieden war. Das ist der schönste Lohn für die große Arbeit dieses einen Jahres.

Bedauerlicherweise läuft eine sehr große Zahl von Vorträgen erst in den letzten Tagen vor Meldeschluß oder sogar erst in den darauf folgenden Tagen ein. Der Vorsitzende muß damit rechnen und sollte nicht zu frühzeitig Zusagen geben, wenn er nicht in zeitliche Bedrängnis geraten will, — denn unter den spät gemeldeten findet sich noch mancher wirklich gute Vortrag, auf den man nicht verzichten möchte. Viele gut denkende Köpfe können nun mal nicht pünktlich sein!

Um eine Absplitterung von der Mutter Chirurgie zu verhindern, wurde eine „Arbeitsgemeinschaft für plastische, ästhetische und Wiederherstellungschirurgie" innerhalb unserer Gesellschaft gegründet, deren Organisation Herrn v. SEEMEN, München, übertragen wurde. Es sei späteren Vorsitzenden ans Herz gelegt, dieser Arbeitsgemeinschaft ausreichend Zeit während der Kongresse zu geben, um über ihre neuesten Ergebnisse und Erfahrungen berichten zu können.

Der Festabend bedarf einer neuen Gestaltung. Er wird ungenügend besucht, weil die Damen aus Raummangel nicht dazu eingeladen werden können. Eine Lösung ist aber jetzt wahrscheinlich möglich, man sollte sie anstreben. Dann werden sich auch die „alten Herren", die sich jetzt noch gegen eine Beteiligung der Damen sträuben, davon überzeugen lassen, wie richtig es ist, den Festabend nur mit unseren Damen zu veranstalten. Wir müssen auch in dieser Frage mit der Zeit gehen.

Ganz besonders aber müssen wir uns die Betreuung der ausländischen Gäste angelegen sein lassen. Die ausländischen Gäste und chirurgischen Freunde wollen ebenso herzlich aufgenommen sein, wie sie uns in ihren Ländern empfangen.

Als Ehrenmitglieder wurden A. Fromme, Dresden, und E. Rehn, Freiburg, gewählt, zwei hochverdiente Chirurgen, denen die Gesellschaft großen Dank schuldet.

Nach 50 Jahren wurde erstmals wieder ein Schweizer Chirurg zum Vorsitzenden gewählt, der Sauerbruch-Schüler Alfred Brunner in Zürich, der gleich nach Beendigung des 2. Weltkrieges die Brücken herzlicher Verbundenheit und treuer Freundschaft — allen Widersachern zum Trotz — zu uns deutschen Chirurgen geschlagen hat. Seine mannhafte Treue und sein Mut zum Bekenntnis erfüllen uns mit Dank, seine Leistungen als Chirurg fordern unsere Hochachtung. Ich freue mich, daß ich ihm das Amt des Vorsitzenden übergeben darf, ich biete ihm — dem Freund — meine Hilfe an und wünsche ihm alles Gute für „sein" Jahr und ein volles Gelingen seines Kongresses.

Hiermit beschließe ich meine Tätigkeit als Vorsitzender dieser hohen Gesellschaft für das Jahr 1955, die ich vom 1. 5. 1954 bis heute inne hatte, da mein Vorgänger Otto Goetze, Erlangen, wegen schwerer Erkrankung schon gleich nach der 71. Tagung, die er nur unter Aufbietung seiner Energie noch leiten konnte, seine Arbeit einstellen mußte. Otto Goetze, dieser prächtige Mensch und hervorragende Chirurg ist inzwischen von uns gegangen. Schon bei der 72. Tagung konnte er nicht mehr anwesend sein. Sein Amt des stellvertretenden Vorsitzenden übernahm auf Beschluß des Ausschusses Johannes Volkmann, Greifswald, um auf diese Weise auch unsere Verbundenheit mit den ostzonalen Chirurgen zu bekunden. Möge auch diese Trennung bald beseitigt werden, — in unserer Gesellschaft besteht sie nicht, obwohl unsere Ostzonenkollegen nur mit Schwierigkeiten die Reise für unsere Tagungen machen können.

Es lebe unsere Deutsche Gesellschaft für Chirurgie.

Bochum, 30. September 1955.

Heinz Bürkle de la Camp.

73. TAGUNG (1956) IN MÜNCHEN

Vorsitzender ALFRED BRUNNER *(Zürich)*

*1. Aus der Eröffnungsansprache**

Es ist mehr als ein halbes Jahrhundert verstrichen, seitdem 1905 zum letztenmal ein Schweizer, RUDOLF ULRICH KRÖNLEIN, den Vorsitz der Deutschen Gesellschaft für Chirurgie innehatte, nachdem ihm 3 Jahre vorher THEODOR KOCHER vorangegangen war.

Ich bin mir bewußt, daß ich in erster Linie als Schweizer hier stehe. Ihr Vorstand wollte mit dem Vorschlag meiner Person zum Ausdruck bringen, daß die Chirurgen der deutschen Schweiz zur Deutschen Gesellschaft für Chirurgie gehören und vielleicht auch nach dem Krieg den Anschluß an die internationale Chirurgie etwas erleichtert haben.

Wenn wir uns die Frage stellen, ob die Schweiz gewisse Beiträge zur Entwicklung der Chirurgie geleistet hat, so ist die Antwort nicht ganz negativ. Ich darf daran erinnern, daß der große PARACELSUS, der den ersten Streich gegen die blinde Verehrung von GALEN und AVICENNA geführt und damit die Reformation der Medizin eingeleitet hat, bei Einsiedeln geboren ist und kurze Zeit in Basel gewirkt hat.

In Basel erschien 1543 bei Oporinus das berühmte Werk VESALS „De humani corporis fabrica libri septem", das für den Ausbau der Chirurgie von größter Bedeutung war. In Lausanne wirkte unter bernischer Oberhoheit eine Zeitlang der vertriebene Provenzale PIERRE FRANCO, der zum erstenmal die Sectio alta ausführte, als er einen Blasenstein vom Damm her nicht entfernen konnte. In einem kleinen Buch brachte er 1556 viel Neues auf dem Gebiet der Bruch- und Hasenschartenoperationen. Er war auch ein Meister des Starstiches.

WILHELM FABRY VON HILDEN ist in der Nähe von Düsseldorf geboren, verbrachte aber die entscheidenden Jahres seines Lebens 1598 bis 1634 mit kurzen Unterbrechungen in der Schweiz. Unter seinen chirurgischen Leistungen sind zu erwähnen die Erfindung des Knebeltourniquets, die Ausräumung der axillaren Drüsen bei Mammacarcinom, die Entfernung eines Eisensplitters aus dem Auge mit Hilfe eines Magneten. In einer Schrift in deutscher Sprache: „Von der Fürtrefflichkeit und Nutz der Anatomy" wies er 1624 auf die Bedeutung gründlicher anatomischer Kenntnisse nicht nur für die Wundärzte, sondern auch für jeden Gebildeten hin.

Aus dem 18. Jahrhundert ist zu erwähnen, daß einer der Generalchirurgen Friedrichs des Großen, BILGER aus Chur, Stellung nahm gegen die nach seiner Meinung zu häufigen Amputationen im Lager der französischen Chirurgen.

---

* Langenbecks Arch. u. Dtsch. Z. Chir. **284**, 3 (1956).

Nachdem im Dezember 1846 die ersten Äthernarkosen in England und Frankreich ausgeführt worden waren, machte DENNE in Bern am 23. Januar 1847 wohl die erste Narkose im deutschen Sprachgebiet. Um die Einführung der Listerschen Lehre in der Schweiz hat sich AUGUST SOCIN (1837—1899) in Basel die größten Verdienste erworben. Er konnte die Erfolge der neuen Wundbehandlung namentlich unter Beweis stellen, als er 1870 die Leitung eines großen Lazarettes in Karlsruhe übernommen hatte. SOCIN gehörte auch zu den ersten, die unter dem Schutze der Antisepsis 1877 die Exstirpation des Bruchsackes, Verschluß des Bruchsackhalses und der Bruchpforte vorgenommen haben.

Zur gleichen Zeit wirkte in Bern seit 1872 der geniale THEODOR KOCHER (1841—1917), der in 45 Jahren akademischer Forschungstätigkeit ein gewaltiges Lebenswerk vollendet hat, das ihm Weltruhm einbrachte (FONIO). Von 1872 an bemühte er sich um die Verbesserung der operativen Behandlung des Kropfes. Nach seinen eigenen Angaben hat er 7050 Kropfoperationen ausgeführt. Seine Abhandlung über die Kachexia strumipriva gehört zu den klassischen Arbeiten der Chirurgie. 1909 erhielt er den Nobel-Preis für Physiologie und Medizin auf Grund seiner Strumaforschungen. Seine Operationslehre, die in 5 Auflagen und in verschiedenen Übersetzungen in fremde Sprachen erschien, war eine Zeitlang die Operationslehre. Auf allen Gebieten hat KOCHER eigene, wohldurchdachte Methoden angegeben; wir erinnern nur an seine schonenden Schnittführungen bei Gelenkresektionen.

In Zürich hatte von 1881—1910 R. U. KRÖNLEIN (1847—1910) den chirurgischen Lehrstuhl inne. Er war von seinem Lehrer B. v. LANGENBECK wärmstens empfohlen worden.

1881 machte er 4 Monate nach BILLROTH die erste Magenresektion in Zürich. 1884 nahm er wohl als erster bei einer Perforationsperitonitis die Entfernung des perforierten Wurmfortsatzes vor. Er hat sich mit KOCHER und CÉSAR ROUX für die Frühoperation der Appendicitis eingesetzt. KRÖNLEIN hat mit seinen Arbeiten über die operative Behandlung der Hirnblutungen bahnbrechend gewirkt; sein Kraniometer zur Lokalisierung der Blutungen aus der A. meningea media hat noch heute seinen Wert behalten. Die osteoplastische Freilegung retrobulbärer Tumoren trägt seinen Namen. Er hatte schon 1879 in Berlin einen vereiterten Lungeninfarkt mit Empyem durch breite Eröffnung zur Ausheilung gebracht und hielt die chirurgische Behandlung von Lungenabscessen sehr wohl für möglich.

Nebenbei sei erwähnt, daß auch Welschschweizer wie JACQUES LOUIS REVERDIN in Genf und CÉSAR ROUX in Lausanne am Ausbau der Chirurgie entscheidend mitgewirkt haben.

COURVOISIER, ein Schüler von SOCIN, hat 1883 vorgeschlagen, bei der Gastroenterostomie die Anastomose retrokolisch auszuführen und wies 1891 durch Eröffnung und Drainage des Choledochus den Weg, um schweren Formen des Steinleidens und den Infektionen der Gallenwege zu begegnen.

Heinrich Bircher, der Vater unseres Ehrenmitgliedes und sein Vorgänger am Kantonspital Aarau, hat 1894 zum Ersatz der Speiseröhre antethorakal einen Hautschlauch gebildet.

C. Schlatter hat 1898 als Sekundärarzt der Chirurgischen Klinik in Zürich die erste erfolgreiche totale Magenresektion ausgeführt; sein Name lebt auch weiter in der von ihm beschriebenen Erkrankung der Tibiaapophyse.

Für die Älteren unter Ihnen hat auch der Name Conrad Brunner einen besonderen Klang. Fritz König sprach in seinem Nachruf 1928 von den wissenschaftlichen Leistungen, die ihm für alle Zeiten einen Ehrenplatz in der Chirurgie sichern. Das *Handbuch der Wundbehandlung*, das auf jahrelangen persönlichen Forschungen auf den verschiedensten Gebieten der Wundinfektion mit Sorgfalt und Zuverlässigkeit aufgebaut worden war, bleibt ein grundlegendes Werk.

In gleicher Weise hat sich Fritz de Quervain durch seine *Spezielle chirurgische Diagnostik* ein Denkmal gesetzt, ganz abgesehen davon, daß seine Kropfforschungen, die Tendovaginitis stenosans und die interkarpale Luxationsfraktur seinen Namen weitertragen.

Aus der neueren Zeit wären noch verschiedene Chirurgen zu nennen, die Bausteine zum Ausbau der Chirurgie beigetragen haben. Ich erinnere an die Nagelextension von Steinmann, an die Looserschen Umbauzonen, die Spongiosaplastik von Matti, die erst auf dem nicht ungewöhnlichen Wege über Amerika die ihr gebührende Beachtung gefunden hat.

Die Medizin kennt keine Landesgrenzen. Daß ein Schweizer die Ehre hat, in der Deutschen Gesellschaft für Chirurgie dieses Jahr den Vorsitz zu führen, beweist den aufgeschlossenen Geist der deutschen Kollegen. Möge diese großzügige Einstellung auch außerhalb der Chirurgie sich durchsetzen, so daß die Schranken an den Grenzen schließlich ganz verschwinden.

2. *Abschlußbericht*

Wenn man die Berichte der früheren Vorsitzenden liest, stellt man mit einiger Überraschung fest, dass es schon vor 30 Jahren Mühe machte, alle Anmeldungen zu berücksichtigen. Auf der andern Seite wird immer wieder auf eine gewisse Übersättigung mit Kongressen hingewiesen. Von ganz verschiedenen Seiten wurde der Wunsch geäussert, das Programm nach Möglichkeit zu entlasten, damit die Teilnehmer aufnahmefähig bleiben können. Ich suchte dieses Ziel dadurch zu erreichen, dass von vornherein die Zahl der freien Vorträge eingeschränkt wurde. Für die

Hauptvorträge wurden Themen gewählt, die auch für die Chirurgen ausserhalb der Hochschulen von besonderem Interesse sein konnten. Damit wieder einmal eine richtige Diskussion in Gang kommen konnte, wurden 4 Wochen vor der Tagung allen Mitgliedern Zusammenfassungen der 12 Hauptvorträge zugestellt. Auf diese Weise wussten alle, die sich zum Thema mit Vorträgen meldeten, was der Hauptreferent sagen wird. Auf diese Weise konnten einzelne Themen wirklich erschöpfend behandelt werden.

Die 73. Tagung wurde in traditioneller Weise in der Osterwoche vom 4.—7. April im festlichen, gediegenen Rahmen des Deutschen Museums in München abgehalten.

Da nach 51 Jahren wieder einmal ein Schweizer Ordinarius die große Ehre des Vorsitzes hatte, wurde in der Eröffnungsrede etwas näher eingegangen auf die Beiträge, die Schweizer Chirurgen in der Vergangenheit zur Entwicklung der Chirurgie geleistet haben.

Zu den Hauptvorträgen über das Sudeck-Syndrom von R. Reichle-Stuttgart und über Tetanus von I. I. Schlegel-Zürich hatten sich so viele Redner gemeldet, dass damit eine ganze Vormittags- bzw. Nachmittagssitzung in Anspruch genommen wurde. Es fanden verschiedene Fragen von grossem praktischen Interesse ihre Abklärung. Beim Tetanus war man sich darüber einig, dass der Prophylaxe die grösste Bedeutung zukommt. Eine von A. Hübner eingebrachte Resolution fand allgemeine Zustimmung.

R. Zenker-Marburg gab eine ausgezeichnete zusammenfassende Darstellung der Verletzungen der Lunge und des Brustfelles. Auf vielseitigen Wunsch wurde G. Maurer-München beauftragt über „Moderne Chirurgie und kleine Krankenhäuser" zu sprechen; er hat sich dieser Aufgabe mit viel Geschick unterzogen. W. Felix-Berlin gab auf Grund eigener Forschungen eine erschöpfende Darstellung der so wichtigen Luftembolie. Grosses Aufsehen erregte der in Form, Inhalt und Illustration gleich vollendete Vortrag meines Schülers F. Durcher über die Colitis ulcerosa; er brachte für viele Chirurgen etwas wirklich Neues. Grossen Anklang fanden auch die Ausführungen von W. Dick-Tübingen über Carcinomrezidivoperationen. Der Hauptvortrag von A. Lehner-Luzern über Cholangiographie und Manometrie wurde wertvoll ergänzt durch den Gast P. Mallet-Guy aus Lyon. Als prominenten ausländischen Gast durften wir auch I. F. Nuboer aus Utrecht über die operative Behandlung des doppelten Aortenbogens sprechen hören. Zindler-Düsseldorf sprach über Hypothermie, v. Seemen-München über Elektrochirurgie, G. Mayor-Zürich über Blasencarcinom und H. Boeminghaus-Düsseldorf über die Methoden der künstlichen Harnableitung in den Darm. Durch die ergänzenden Vorträge wurde auch hier eine gewisse Abklärung namentlich der Anzeigestellung erreicht. Die „Hüftplastiken" kamen leider etwas zu kurz, weil der Hauptreferent K. NIEDERECKER-Würzburg wegen eines Autounfalles verzichten mußte. Es wurde in einer regen Aussprache aber doch Einigkeit darüber erzielt, dass man mit der Einpflanzung von Fremdkörpern zurückhaltend sein muss.

In einer Parallelsitzung wurden am Samstag Vormittag unter der Leitung von Herrn BÜRKLE DE LA CAMP Filme vorgeführt. Es hat sich gezeigt, dass diese Demonstrationen zahlenmäßig grösseres Interesse gefunden haben, als die urologischen Vorträge, eine Tatsache, die bei der künftigen Programmgestaltung von Bedeutung sein kann.

Zum Vorsitzenden für 1956/57 wurde mit sehr grossem Mehr Herr REICHLE-Stuttgart gewählt.

Der Festabend wurde wieder einmal mit Damen im Hotel Regina abgehalten. Ich habe den Eindruck, dass eine allgemein befriedigende Lösung dieser gesellschaftlichen Veranstaltung noch nicht gefunden ist.

Zürich, 29. September 1956

A. Brunner

74. TAGUNG (1957) IN MÜNCHEN

Vorsitzender RUDOLF REICHLE *(Stuttgart)*

*1. Aus der Eröffnungsansprache**

Auch die *Gegenwart* hat ihre drängenden Probleme:

Der unbestrittenen *Überfüllung des ärztlichen Berufes im ganzen* steht die eigenartige Tatsache gegenüber, das mancherorts ein Mangel an *chirurgischen* Assistenten besteht, da jüngere Ärzte, die an sich gerne eine chirurgische Fachausbildung anstreben würden, bei der Fragwürdigkeit späterer Entwicklungsmöglichkeiten davor zurückschrecken, sich für 3, 4 und mehr Jahre an die Chirurgie zu binden. Ein weiterer Grund ist die an manchen Stellen sehr schematisch gehandhabte *zeitliche Begrenzung* der Assistentenstellen, die zu vorzeitiger Niederlassung zwingt und die beabsichtigte Weiterausbildung unterbindet.

Ein *Ausweg* wenigstens für die nächste Zeit wäre vielleicht die zusätzliche *Schaffung gehobener*, d. h. besser besoldeter und zeitlich

* Langenbecks Arch. u. Dtsch. Z. Chir. **287**, 3 (1957).

weniger eng befristeter Assistentenstellen, in denen geeignete, ältere Mitarbeiter abwarten können, bis sich ihnen ein Übergang zu selbständiger Tätigkeit bietet.

Auch ein Wort zur *Schwesternfrage* scheint mir hier angezeigt: Nach amtlichen Ermittlungen — berechnet auf die Zahl der Krankenbetten — ist in den letzten Jahren bei uns ein deutlicher Schwesternmangel eingetreten; dazu kommt noch ein steigender Mehrbedarf an Pflegekräften durch Neubauten und Vergrößerung von Krankenhäusern. Die durchschnittliche *Arbeitszeit der Krankenschwestern* übersteigt sicher häufig 60 Wochenstunden um ein Beträchtliches. *Überlastung* durch *berufsfremde* Tätigkeit (Hausarbeit, Putzen usw.), ungenügende Freizeit- und Erholungsmöglichkeiten, mangelhafte Unterbringung und zu geringe geldliche Entlohnung sind Klagen, welche die Anziehungskraft des Schwesternberufes auf junge Mädchen verringern.

Eine *gesetzliche Regelung* der Arbeitszeit für alle Schwestern, etwa auf 48 Wochenstunden, würde einen zusätzlichen Bedarf von vielen Tausend Schwestern bedeuten und somit genau das Gegenteil einer Entlastung erreichen; sie scheitert aber auch an der verschiedenen Struktur der Schwesternverbände.

Neben der Errichtung von sog. *Schwesternvorschulen* zur Gewinnung der jüngeren weiblichen Jahrgänge, dürfte, realistisch gesehen, eine zunächst *beschränkte Kürzung* der Arbeitszeit mit gleichzeitiger *Verringerung der Arbeitslast* das Empfehlenswerte sein. Notwendig ist ferner eine durchdachte Rationalisierung aller mechanischen Arbeitsvorgänge und eine *Modernisierung* veralterter Krankenhausbetriebe.

Dies setzt aber eine fühlbare *Vermehrung des Hauspersonals* voraus, was aus finanziellen Gründen und bei dem derzeitigen Arbeitsmarkt auf Schwierigkeiten stoßen wird.

Der Schrei nach *Unterstützung durch den Staat* ist daher naheliegend und verständlich; denn ihm obliegt als vornehmste Pflicht die Sorge für die Armen und Kranken, er hat aber ebenso das größte Interesse an einer *arbeitsfreudigen und leistungsfähigen Schwesternschaft.*

Als verantwortliche Leiter von Kliniken und Krankenhäusern dürfen wir in dieser Frage nicht beiseite stehen; die Entlastung unserer treuesten Helferinnen verlangt unsere *aktive* Mitarbeit, mit gesetzlichen Maßnahmen *allein* ist dieses vielschichtige Problem nicht zu lösen. Eines aber darf ich noch anfügen: Der Schwesternberuf, unserer eigenen ärztlichen Arbeit wesensverwandt, ist und bleibt ein *Opferberuf* und dient niemals *nur* dem Gelderwerb. Es würde um vieles dunkler werden in unseren Krankenhäusern, wenn sie nicht auch in Zukunft erhellt blieben von echtem Samaritergeist.

2. *Abschlußbericht*

Zu der die 74. Tagung unserer Gesellschaft vorbereitenden Ausschußsitzung trafen sich die Ausschußmitglieder am 30. 9. 56 diesmal in Hof Reutenen bei Lindau i. B. Die vom Vorsitzenden für den Kongreß vorgeschlagenen Hauptvorträge wurden gebilligt.

Als Ergebnis der „Vorschau auf die 75. Tagung (1958)" wurde beschlossen, diese Tagung als Jubiläumstagung in festlichem Rahmen zu begehen. Als Vorsitzender für 1958 wurde Herr K. H. Bauer-Heidelberg einstimmig vom Ausschuß zur Wahl vorgeschlagen.

Die 74. Tagung fand vom 24.—27. April 1957 in München, Deutsches Museum, statt; ein großes Verdienst an dem reibungslosen Ablauf gebührt der örtlichen Kongreßleitung (Herr G. Maurer).

Das wissenschaftliche Programm umfaßte 111 Vorträge und zahlreiche Aussprachebemerkungen; die Hauptvorträge behandelten folgende Themen:

1. Aktuelle Krebsfragen: Herr K. H. Bauer-Heidelberg.

2. Hospitalismus: Herr H. Kunz-Wien und Herr W. Kikuth-Düsseldorf.

3. Chirurgie im Alter: Herr G. Schettler-Stuttgart und Herr R. Nissen-Basel.

4. Mediastinum: Herr K. Müller-Zürich.

5. Chirurgie der Aorta und der großen Schlagadern: Herr G. Heberer-Marburg/L.

6. Indikation und Ergebnisse der erweiterten Magenresektion: Herr H. Kuntzen-Jena.

7. Anurie als Komplikation bei chirurgischen Erkrankungen: Herr E. Letterer-Tübingen und Herr R. Geissendörfer-Frankfurt/M.

8. Die klinische Bedeutung der Fettembolie: Herr R. Stich-Göttingen.

Sehr eingehend wurde außerdem die Chirurgie der Hand besprochen, woran sich insbesondere auch ausländische Chirurgen beteiligten. Das Interesse, das — trotz der verlängerten Sitzungsdauer — Referate und Vorträge durchweg fanden, bewies der ungewöhnlich starke Besuch, und aus vielen späteren Zuschriften durfte ich entnehmen, daß die Mitglieder sich sehr angesprochen fühlten. Die Beteiligung ausländischer Chirurgen steigt von Jahr zu Jahr, nicht nur aus europäischen Ländern, sondern auch aus Übersee.

Aus Zeitmangel konnten auch in diesem Jahr viele Vortragsanmeldungen nicht ins Programm aufgenommen werden; letzten Endes handelt es sich hierbei um eine prinzipielle Frage des Kongreßvorsitzenden.

Durch die Auswahl der Hauptvorträge sucht ja jeder Vorsitzende „seinem“ Kongreß ein bestimmtes „Gesicht“ zu geben und ihm besonders am Herzen liegende Fragen abhandeln zu lassen.

Von den Vortragsanmeldungen werden naturgemäß die eines der Hauptthemen ergänzenden Vorträge bevorzugt werden, so daß, wenn Ende Dezember oder erst *nach* Meldeschluß die übliche Hochflut von Anmeldungen einsetzt, leicht Schwierigkeiten eintreten, die dann in einer oft bedauerlichen Kürzung der Redezeit, in einer verstimmenden Ablehnung oder in einer ebenso unerwünschten Verlängerung der täglichen Sitzungsdauer ihren Ausweg finden.

Eine Patentlösung hierfür gibt es wohl nicht; aber ich muß rückblickend gestehen, daß auch dieses Jahr das Programm überlastet war, und nur die Disziplin der Redner eine zeitgewisse Abwicklung ermöglichte. Vielleicht empfiehlt es sich, die Zahl der Hauptvorträge zu verringern, wenn auch zweifellos eine erschöpfend und unter verschiedenen Gesichtspunkten durchgeführte Erörterung *eines* Themas bei den Zuhörern größeres Interesse findet, als zahlreiche kaleidoskopartig aneinandergereihte Einzelvorträge. Immer wichtiger werden die Filmvorträge, sie dürften in Zukunft einen bevorzugten Platz verdienen.

In der 2. Generalversammlung erfolgte ein Vorstoß gegen die bisherige Form des Vorschlags zur Wahl des neuen Vorsitzenden durch den Ausschuß. Es wird zu prüfen sein, inwieweit begründete Wünsche der Mitglieder eine Änderung des m. E. bisher durchaus bewährten Verfahrens veranlassen könnten ...

Zum Vorsitzenden für 1958 wurde Herr K. H. Bauer-Heidelberg gewählt. 3 unserer Ehrenmitglieder: H. Coenen-Münster/Westf., E. Bircher-Aarau und C. Henschen-Basel waren im Berichtsjahr gestorben. An ihre Stelle treten durch Wahl der Generalversammlung die Herren: E. K. Frey-München, E. Heller-Leipzig und E. Freiherr v. Redwitz-Seeseiten.

Als Tagungsort für 1958 wurde wiederum München bestimmt; ab 1959 sollen unsere Tagungen, falls die Möglichkeit dazu besteht, wieder in Berlin stattfinden.

An gesellschaftlichen Veranstaltungen sind zu erwähnen die schon traditionelle Einladung des Ausschusses seitens der Münchener Stadtverwaltung, ferner — erstmals — ein Cocktailempfang für unsere ausländischen Gäste im Hotel „vier Jahreszeiten“, der viel Anklang fand und sich wohl einbürgern dürfte.

Der Festabend mit Damen fand diesmal im „Haus der Kunst“ statt, räumlich und hinsichtlich der Küche eine große Verbesserung gegenüber den Vorjahren ...

Die Teilnahme an der Tagung der ostdeutschen Chirurgen, Oktober 56, in Dresden vermittelte allen westdeutschen Teilnehmern sehr nachhaltige Eindrücke und wurde von den dortigen Kollegen herzlich begrüßt. Leider war Herr A. FROMME wegen einer Gallensteinoperation verhindert, die von ihm so liebevoll vorbereitete Tagung zu leiten ...

Mit dem heutigen Tag übergebe ich den Vorsitz an Herrn K. H. BAUER-Heidelberg und wünsche ihm einen glanzvollen Verlauf des Jubiläumskongresses 1958.

Stuttgart, 30. September 1957

AUSBLICK

Die in diesem Büchlein zusammengefaßten Auslassungen der jeweiligen Vorsitzenden über „ihren" Kongreß ersetzen natürlich nicht die „Kongreßverhandlungen", ergänzen sie aber wirksam.

Die Tagungsberichte geben den tatsächlichen Kongreßverlauf objektiv wieder — und zwar in mustergültiger Weise. Die „Eröffnungsansprachen" und „Abschlußberichte" lassen aber darüber hinaus jene Subjektivismen erkennen, die ihrerseits dem Ganzen erst ihren Reiz verleihen. Denn wo erführe man sonst etwas über die Nöte und Sorgen der Zeit? Oder wo andererseits etwas über die Regungen der Freude und des Stolzes? Äußerungen darüber lassen ja tiefer blicken als Tabellen und Kurven von Vorträgen. Tatsächlich sind beide Arten von Berichten komplementär. Sie gehören untrennbar zusammen, aber man kann jeden immer nur für sich allein betrachten.

Die Berichte sind sehr verschieden, so verschieden, wie die Persönlichkeiten, die sie verfaßten. Aber Würde und Bürde des Vorsitzes binden stark, und so sind sie alle einig in der Liebe zu unserer altehrwürdigen, sturmerprobten Gesellschaft und zu ihren in der Tradition 86 langer Jahre geprägten Formen. Einig sind sich die Berichte auch in dem unbeirrbaren Glauben an die weitere Fortentwicklung unseres Faches. Nur ganz selten einmal klingt — es ist das das untrüglichste Zeichen des „Alters" — die Meinung durch, die Entwicklung der Chirurgie ginge mit ihrer Zeit endgültig ihrem Abschluß entgegen. Weitaus die meisten aber huldigen dem Glauben: Was an Wahrheit gewonnen ist, geht nie mehr verloren und immer wird neue Wahrheit erkämpft und verteidigt. Der Irrtum stirbt von selbst.

Eines freilich werden Viele vermissen: Die Verknüpfung aller Mannigfaltigkeit zur Einheit eines Ganzen. Hier sollte nichts vorweggenommen werden, wird ja die Synthese aller Fortschritte seit der 50. Tagung Aufgabe und Inhalt der Eröffnungsansprache des Vorsitzenden der 75. Tagung sein.